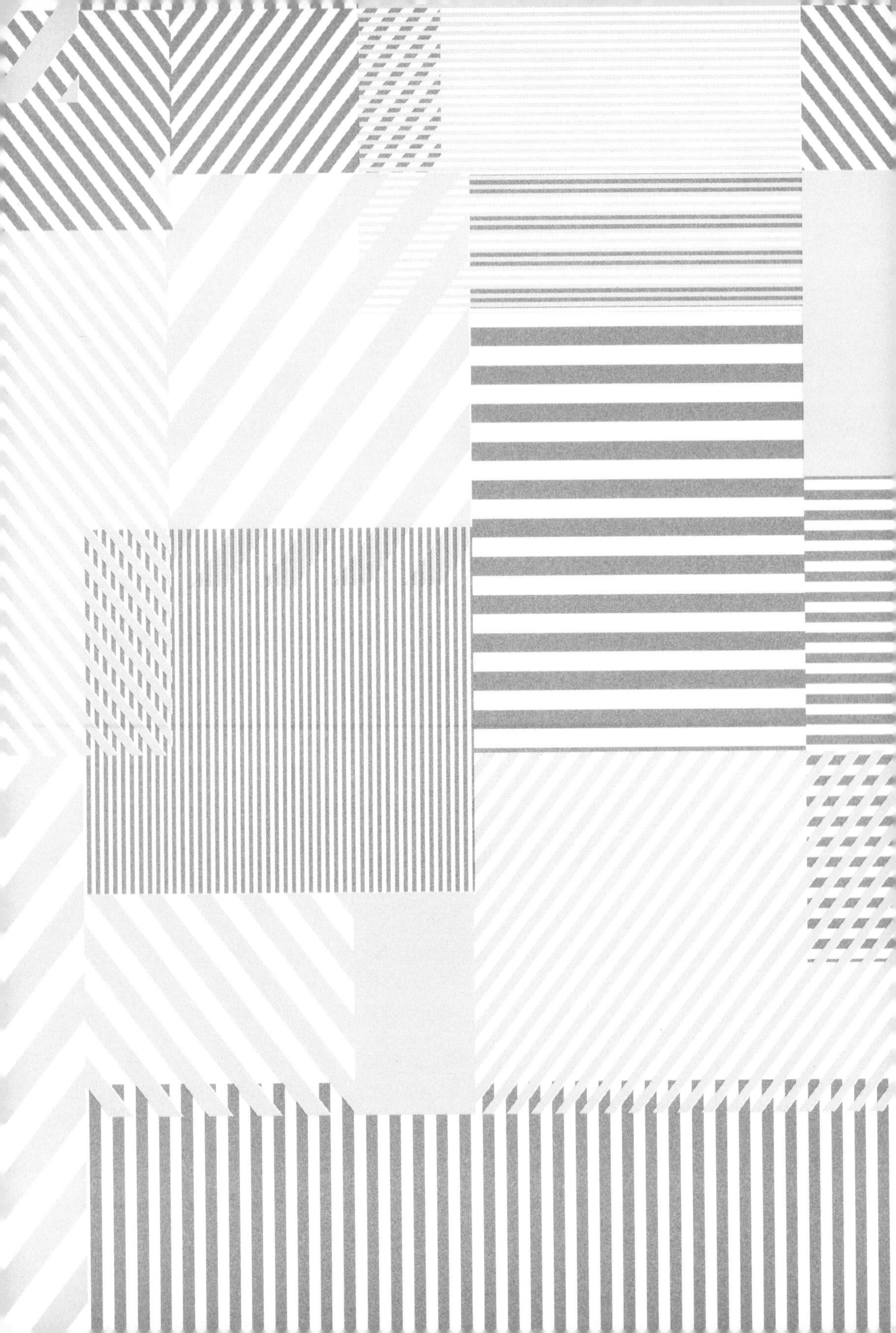

所有的表面，都是功夫

皮膚科醫師的溫柔告白

袁上雯——著

目次 Contents

Part 2 所有表面，有溫柔相待

目次 Contents

Part 3 與人生導師，溫柔相擁

各界溫暖推薦

（依姓氏筆劃排序）

SUMMER夏天　大千電台節目主持人、聽聲音占卜易經講師、聲音表情跟兩性節目主持講師

袁醫師，總能帶給人一股溫暖，她觀察入微，從天氣，個人特質，患者的心理感受，肢體語言，都在她的眼裡一覽無遺。他的故事，不只是一個學理的皮膚案例實際分享，故事中的每個人，都是鮮明立體的主角，翻閱本書時，一定會有很多驚喜。她用敏銳的雙眼，溫暖的心靈，讓你了解皮膚界的專業。這是一本有深度的書，不只讓你看見袁醫師的專業，還有背後用心對待患者的那一畝「溫暖的花田」。

王永福（福哥）　簡報與教學教練、作家

還記得袁醫師認真的說「我想寫的是散文，只是主題是皮膚科的故事」，那時我心中很難想像，要怎麼融合才能不唐突啊？直到看到這本書，完美的解答了我心中的疑惑！推薦大家看這本《所有的表面，都是功夫》，才能體會什麼是「文學中有醫學，醫學裡有文學」的好書！

汪大久 明道中學校長

袁醫師透過專業的手、關懷的眼，以及溫柔的心，用文字帶領讀者閱讀診間故事裡的生命樣態，從表面到內在，無一不是真功夫！

余懷瑾 仙女老師、講師、作家

好故事勝過千言萬語，上雯醫師用她的溫暖教我們如何讓生活與皮膚都變得更好。

吳寶春 吳寶春麵包創辦人、世界杯麵包大師賽冠軍

每次做出美味麵包的過程，都像是尋寶之旅，尋獲寶藏時，心中充盈著喜悅與滿足，那份悸動只想與人分享。而這本書，字裡行間，流露出袁醫師對患者的關愛之情，閱讀之後內心溫暖滿溢，那份感動，也讓我想與人分享。

吳家德 NU PASTA 總經理、職場作家

從書上你會看到上雯醫師兩大亮點。一，醫術精湛，專業安心；二，視病猶親，溫柔暖心。好書共讀，誠摯推薦。

林雯琪 明道中學副校長

說故事不難，但要讓聽故事的人暖心，未必容易，上雯醫師說，唯有溫柔！溫柔是必要的，溫柔也是必然的，因為這一本書裡說的都是心底話，真心實意，怎能不溫柔！

林崇億 澄朗興業有限公司董事長、中興大學EMBA校友會創會理事長、有害生物管理講師

以白話文學與專業醫學共融存在的好書，身邊人物、生活點滴發展出的醫病關係與預防醫學觀念，啟發教育、傳遞經驗，讓大眾認同和改變生活，以達瞭解疾病，啟動健康人生的目標。

林薇 LINWEI品牌訂製婚紗．禮服品牌創意總監／執行長

診間有著人生百態。袁醫師用她溫柔的好奇心，敲開了對患者溫暖的關心。喜歡這本書，除了一個個溫暖的故事外，在每個故事後，又帶入專業的建議。是一本心靈和知識都能獲得滿足的好書。非常值得推薦分享。

林金賢 中興大學企管系教授

原本老生常談的皮膚保健智慧，在引人入勝的日常故事中得到了不同面向的驗證。感動之餘對於生活的態度與方式會有所調整。越早讀，幫助越大！

邱奕嘉 政大商學院副院長兼EMBA執行長

袁醫師透過生動的筆觸，帶領讀者了解不同皮膚疾病與治療方法，但它絕對不是一般市面上常見的工具書；透過不同生命故事的串接，讀者可以領略不同生命的美好，故它更是一本生命故事分享的寶典。

洪培芸　臨床心理師、作家

透過上雯醫師的細膩文字帶領，不只讓我們更懂得照顧外在的皮膚，尤其能直視皮膚與心靈互為表裡的深層關係。

徐承蔭　律師

與袁看診，如同溫暖天空的陽光；與上聊天，像是吹在草原的微風；與雯閱讀，好似清澈蜿蜒的小溪。

傅強　新加坡國立大學商學院教授

醫者除了醫術，更需洞察與共情，這是讀過上雯新書最大的體會，字裡行間無不滲透著對疾苦的溫情、對病患的體貼，除了瞭解皮膚疾病的基礎知識，更能切身如沐春風的人間溫暖。

陳志金　ICU醫生、《ICU重症醫療現場》作者

皮膚科醫師看的是「表面功夫」，是一般人的刻板印象，而上雯以關懷同理的角度，將常見的皮膚科疾病，用一個個溫馨的小故事，呈現給讀者，讓人在閱讀時，心裡會有一股暖意，貫穿全身的皮膚，感受到溫暖。我認為她是一位「皮膚身心科醫師」，是「無論在什麼位置，我們都可以選擇，當一個更有溫度的人」這句話的最佳實踐者。

陳怡如 台中榮總皮膚科主任、國立中興大學教授

袁醫師用溫柔細膩的文字描述醫病互動，讓讀者了解自己並不孤單。推薦您輕鬆閱讀，認識自己的皮膚。

楊瑞永 陽光基金會董事長、長庚整形外科教授、醫師

這是一本令人感同身受，體貼實用的新書。袁醫師以她專業背景、親身經歷、憫懷之心，再運用實例，配上新知寫成這本寶典。舉凡一般常見的皮膚毛病如皮膚炎、痤瘡、斑點、小瘤，或惱人外觀如傷疤、紅臉、落髮、黑痣……等，都可在書裡得到溫情的關懷及妥善的處理，很值得收藏的溫柔體貼！

趙大維 法國ESSEC商學院談判教學與研究中心前亞洲分部創始主任、新加坡國立大學兼任教授、國立台灣大學兼任教授級專家

袁醫師溫柔細膩，將其行醫診間故事娓娓道來，並隨文附上相關醫學知識與叮嚀，讓讀者在暖心觸動中，亦吸取健康新知。我大力推薦！

廖士鈞 邁進健身執行長

袁醫師，是除了媽媽以外，看過我最多次菊花的女性，也是我人生中，少數幾個痛苦時刻，都想馬上見到的人。皮膚不適，難不倒袁醫師，診間的溫柔關懷更穿透人心，

閱讀本書，如春日暖陽，值得推薦。

劉克襄 **作家、主持人**

凡事必有因。作者和患者一起努力，從生活裡尋找線頭。每一則小故事都以循循善誘的方式，化解疑難，真是溫暖又窩心的看診風格啊。

蕭妤鴒（斐丹） **教育部部定講師、教育部美感教育教師、臺中一中美術教師、藝術創作家**

袁醫師「閱皮無數」後撰寫的故事，生動有趣，並分享了皮膚的保健知識。書中點出「皮膚其實是通往心靈的器官」，閱讀後，不論外在的皮膚、還是內在的心靈，都同時找到保養的方法！

盧克文 **中華經營知能共創協進會理事長、天使居長照財團法人董事**

在看了袁上雯醫師的書後，更是從腦海裏浮現出《王者天下》（Kingdom Of Heaven）電影中一段經典的金句，「It's nothing, It's everything.」（它是不重要，它也是所有的一切）。書中每一位尋求解決表面、皮膚問題或傷口的患者，也都真實的面對內心深處的不安。推薦這本充滿愛與溫馨的暖心好書！

推薦序1

袁上雯是怎麼煉成的？

《人生路引》作者　楊斯棓醫師

那天外頭陽光正熾，唯賀講堂特別邀請的講者憲哥（謝文憲）正說著世界盃拔河公開賽的精彩故事，聽眾忘情地鼓掌，狀似想挽袖參賽。

會後照例有聽眾們（唯賀集團員工與吳家德總經理邀請的朋友）與講者在總部前的大合照。神奇的一刻，悄悄發生。

熱心的職業講師林家興是一座友誼橋樑，讓我和袁上雯醫師迅速認識彼此。

腦海裡本來就烙印著一塊「袁上雯皮膚科」的招牌，因為街頭巷尾早已瞥見多次，認識她本人時，我心底默默打磨著一句 slogan：「讀文章要看上下文，皮膚科要找袁上雯。」

人最怕對人有刻板印象，如果沒機會認識袁醫師，說不定我會偏執的認為她只是個高冷女醫。

李臨秋的歌詞：「果然標誌面肉白。」精準地形容了她。她皮膚白皙，五官姣好，身形清瘦，說話輕柔，最特別的是：對學習總是充滿豐沛的熱情。

若有人擔心自己「烏肉底」，想要追求「面肉白」，那就是她的守備範圍。

初讀「Beauty is only skin deep」，往往容易誤讀，Skin deep 其實蘊含豐沛學問，華語、英文都有許多諺語藉皮膚闡明深意。

譬如說人「面皮薄」，意思說該人知羞、知醜、知歹勢。「面皮厚」、「大面神」則反之。

譬如說人「紅膏赤蠘」，則是指對方臉色紅潤，但也可能是血壓偏高。

若觀察到「面色青恂恂 tshenn-sún-sún」，可能要擔心對方不舒服，甚至不能排除休克。

初次見面不到兩個月後，竟又在中央書局巧遇袁醫師，當天是曾貴海醫師《四季的眼神》、《再見等待碰見自由》雙書的新書發表會。

除了皮膚科本科以及商業相關的學問之外，袁醫師還樂於參加各類書籍的新書發表會，真是一位熱愛閱讀的終身學習者。

幾次難得的餐敘，我們把握時間，意念飛馳的分享了彼此的寫作計畫，譬如某間出版社打算邀請我以閱讀為主題撰寫一本書，其中一個篇章，我想以「閱讀說明書」當作主題來書寫。

因為我觀察很多人不愛讀說明書，打個比方，如果願意讀洗衣機的說明書，說不定泰半故障可以靠自己維修。不願意讀洗衣機說明書事小，不願意讀沙威隆的說明書則恐茲事體大。

以前有個男大學生，因為胯下長濕疹，竟然自己當醫師，拿未經稀釋的沙威隆，直接往胯下倒下去，結果搞得脫皮又強烈刺痛，當時就是找上袁醫師求救。袁醫師解釋，藥水是強鹼，不能直接接觸皮膚，一瓶蓋藥水至少要用兩百五十CC清水稀釋，如果皮膚發炎有傷口，更不能使用，敏感膚質之人則得慎用。

近年講「斜槓」，早些年流行「π型人」的說法，如果以「π型人」一詞來描述袁醫師，她一腳飛舞在皮膚醫學的花園裡，一腳則奔馳在商學院的學習大道上。

我的疑問：「袁上雯是怎麼煉成的？」在書中一步步找到了答案。

一個人會成為醫師，生命中一定有一個關鍵催生角色，對袁醫師來說，外公就是一個 Role model，而且同時具備獸醫師跟西醫師資格，這在台灣是非常罕見的。

袁醫師的童年暑假，多半在外公的關懷與疼愛裡成長。有句話說「幸運的人用童年治癒一生」，但好像「有病」才需要被「治癒」，我想改寫那句話為：「幸運的人，每當她人生中遇到黑暗時刻，總能把童年那個寶盒打開一點點，透出萬丈光，秒揮別黑暗，於是她又能快步走下去。」

袁醫師的父親曾給予她的愛，和外公不同型式，但又不可或缺。袁爸爸是一位軍師，像諸葛孔明，羽扇綸巾，指點迷津。

這本書如果用三個字來說，我會說它：「很故意！」

「故意」藉著幾個常見的皮膚疾病，書寫人間有情！

推薦序2

溫柔相待，實踐「全人醫療」

皮膚醫學教授、醫學教育專家　楊仁宏

二〇〇三年有緣短暫數月在台中榮總皮膚部服務期間認識袁上雯醫師，那時候上雯還在住院醫師訓練階段，一晃都已經二十年了喔！

我和每個人都有相同的感覺，初見上雯都會對這位很特別的皮膚科醫師留下深刻印象，她清新秀麗、談吐優雅，像一位模特兒，真的是一位醫師嗎？沒錯袁醫師，有亮麗的外表、可貴的是又有非常認真學習的態度，除了皮膚專科醫師的專業之外，並跨域學習獲得中西醫、EMBA企管等三個碩士學位，展現勤學的精神，最難得的是上雯對待病患真心關切的態度，則是完全顛覆一般人對於皮膚科醫師「一眼定江山」的刻版印象——「三五分鐘只見皮毛」的看病態度，原來皮膚科醫師與急難重症的內外婦兒科醫師一樣，願意細心、耐心的傾聽病患、診視病患，且能不厭其煩的為病患治療、衛教解釋，這些歷程在袁醫師的診間每天都在發生，能夠當她的病患、接受她的診治是有福氣的病患。

我從事皮膚科診療工作近四十年，在皮膚學界擔任教學研究也逾三十五年，曾擔任醫學院院長、醫學中心醫學教育主管及評鑑委員，深知現在醫學教育的主流發展趨勢，已經從過去以「醫師為中心」的醫療型態，轉換成以「病患為中心」的醫學教育，醫者對於病患不再只是診治「疾病」，而是需要關心病患的「身體、心理、社會、靈性」需求的「全人醫療」，她總會想著「壞事可以發生，也可以解決」，這種時時刻刻心中有病患，就是能同理病患、處處為病患著想「視病猶親」的好醫師，本人對袁醫師用心照護病患的努力深表敬意！

此次上雯將她二十年來用心關注照顧病患的經驗，以一位皮膚科醫師、一位媽媽、一個女兒的身分，在她的新書《所有的表面，都是功夫：皮膚科醫師的溫柔告白》裡，從袁醫師用溫柔的心來看世界，溫柔相待每一位皮膚病患，乃至分享與家人溫柔相擁的扶持，為我們做了真心的分享與見證。沒有機會受到袁醫師親自診療的病患，在這本知性與感性兼具的小書，袁醫師娓娓敘說20種常見的「皮膚病」、「病患」與「病患家屬」之間美好的醫病關係，可以充分感受到袁醫師如何用心與病患、你我交流，相信從本書您也會獲得很多皮膚醫學的知識與感動，甚至會期待我們的社會需要更多的「袁上雯醫師」。

袁醫師雖然不在醫學院任教，但是卻無形中在她的診所、她的診間默默的實踐「全人醫療」照護，衷心為袁醫師喝采！也為病患、社會大眾向她致謝！並鄭重向社會大眾、皮膚病友及關心醫療的同仁推薦這本值得閱讀的好書。

楊仁宏　醫師

【現任】

中山醫學大學講座教授

中山醫學大學暨附設醫院皮膚科主治醫師

台灣醫學院評鑑委員會（TMAC）執行長

醫策會教學醫院醫學教育評鑑委員

【曾任】

教育部醫學教育會委員

中山醫學大學暨附設醫院副院長

慈濟大學醫學院院長

花蓮慈濟醫學中心副院長

高學醫學大學附設中和紀念醫院副院長

彰化基督教醫院協同教育長

推薦序3

更深刻，更美好

作家　謝文賢

我是一個作家，字裡行間，總是萬般斟酌。

去年經朋友介紹，認識了袁上雯醫師。

她傳來兩篇自己寫的文章，說要向我學習寫作。

有沒有寫作的經驗？我問。

喜歡寫，但沒什麼經驗。她說。

為什麼要學習寫作？

她丟出好幾本散文名家的作品（裡頭就有幾個醫生作家），說，我想寫出這樣的文字。

我微微笑，那些可都是得拿獎如吃飯、領版稅如喝水的知名作家。

路很長哦，我說。

她說，我沒有想要成為專業作家，但我想要學習把心裡的感觸表達出來，用更深刻，更美好的文字。

當皮膚科醫師多年，診人無數，患者找上她都是因為病，她則在患者身上尋找因，隨著經驗越深，看見的病因越深，有些在皮相上，有些在心上，有些在患者，有些在他者。

她說，心有所感，想要記錄下來。

我說，那好，我們先來聽一段音樂吧。

便是這樣，她開始學習寫作。

我們寫過樹、寫過雨、寫過柴米油鹽、寫過家人朋友、寫診所事務、寫旅行見聞、寫她的學習、寫她的困頓、寫虛構的故事，也寫生活中喜怒哀樂的事。

我們每週見一次面，有時週一、有時週四、有時週五，她學習事物的態度溫柔而堅定，只要時間允許，一定會安排上課，不曾稍怠。

每一次去見她，我會帶著筆電，準備好上課材料和幾個預計要回覆她的答案。有時課程進度如我預定，有時則會順著她提問的方向而去。她理解很快，很願意出書。錯，我們聊得很多，寫得也很多，題材不斷地朝著一個方向前進。

……

我不稱她袁醫師，我叫她上雯。

我們上課的地方，大多時候是在一個小小的會議室，窗開得很大，採光明亮。我坐的位置面窗，天氣好的時候，窗外的樹群像一池水，柔軟的閃晃著，彷彿剛有船從那裡划過。

上雯就坐在窗前，脆脆的說著一些發亮的話，計畫很滿、行程很趕、最近讀到一本書，很喜歡。如果與上雯相熟就會知道，她永遠充滿能量，累的時候也比我們多一格電，想做的事很多，永遠都在學習新鮮事物。行醫之餘，她也愛美、愛玩、愛熱鬧，如果不穿醫生袍，就是個大女孩模樣。

有的時候，遇上壞天氣，會議室外風驟雨急，那些樹浪大起大落，驚濤裂岸，看起來辛苦，倒是依然柔軟堅持，佇立不改。

一個下著雨的傍晚，上雯突然來電，說買了一些高山梨，要給我送來。我說我正好出門載孩子，人不在家，而且雨大難行，這心意我領了，不用麻煩送來。她說一聲不麻煩，便掛了電話。

回到家，果然見一個鮮豔禮盒擺在門口，安靜的，委婉的，心意拳拳。盒蓋掀開來，每顆梨都長得好，飽滿滾圓，個頭不小，就像是孔融讓給哥哥那顆。

就是這樣一個袁上雯，學習的時候謙虛，總讓老師覺得自己厲害，但若論及專業，便要醫師魂上身，侃侃而談，語調溫和篤定，理路清晰明辨。當然，偶爾她也是會抱怨兩句，但絕不貶人至低，這點誠然可貴。

有據可證，我曾介紹家人到「袁上雯皮膚科」看診，回來說，醫生很年輕，講話讓人安心。

人沒有一定要很偉大，只要當一個好人就很好了。如果是醫生，就當一個好醫生。

袁上雯是一個醫生，望聞問切，我看見她有同樣的萬般斟酌。

我以為，像她這樣，大抵就算是一個好醫生。

耕耘了將近一年，上雯的文字終於要成書。書裡的篇章，有些詼諧生動，有些真摯感人，都能帶給我收穫。近年人們都講科普，這本書或許可以算是「醫普」，提供我們許多皮膚科醫學常識，而它又是好看的文章，寫人寫事寫物，呼應鋪陳，幽微輾轉，確實把她心裡的感觸表達出來，深刻，美好。

上雯邀請我撰文推薦，我自然願意。

我想，如果繼續寫下去，她也會是個好作家。

推薦序4

她懂皮膚，更懂我們

企業講師、職場作家、主持人　謝文憲

我跟上雯在「說出影響力」、「寫出影響力」的課堂中相遇，說我們是師生關係，不如說是朋友關係，皮膚專業的推薦文輪不到我寫，我想談談我跟她互動過程中的三個細部觀察。

溫柔堅定的溫暖聲音

說出影響力作業是要繳交錄音檔的，戴著耳機聽著她說故事的聲音，是讓男人一聽就會愛上，女人一聽就會信任的聲音。溫柔而堅定，好似潺潺流水，卻十分清楚流向。

出書的過程，我跟她通過若干次電話，她的溝通能力來自她無敵的傾聽技巧，她總是聽完我給的建議後，沉思一秒鐘，才接續說話，不會照單全收我的建議，更不會盲目附和我的觀點，但每回都能在短短二十幾分鐘的對談中，更清楚下一步寫作的方向。

她是很聰明的，擁有天使般的外貌，加上溫柔而堅定的聲音，讓她在專業領域闖出一片天。

如果您是她的病患或讀者，在診間或字裡行間，就能感受她的「堅定與溫暖」。

實事求是的求學態度

她很會念書，也喜歡求知，這個在作者背景的描述上，就能略窺一二，不用我多說，我想談談我們之間發生的一件小事。

有回我們通電話，我感覺她有些事想說，但我也說不上來是什麼，她問我何時會去台中？

「我近日會去日月潭，面對一群藥師進行皮膚相關產品的銷售訓練。」

「我載你去。」她堅定的說著。

於是她開著進口名車，接我從台中高鐵站到日月潭雲品飯店。過程中我們閒聊著。

到了飯店，只看見她坐在後方助教區，認真的抄著筆記，不時拿起相機拍照，擔任起我的一日小助理，課後我瞄到她的講義，密密麻麻的筆記，說她是學霸，一點也不為過。

回程有些塞車，我問她為何想學銷售演講與教學？

「我想讓病患感受到，我持續在進步。」她堅定的說著。

多麼實事求是的回答。

後續幾次實體工作坊的教室現場，她的積極態度，讓我感覺：「專業的表面下，每回都是功夫。」

如果您是她的病患或讀者，在診間或字裡行間，就能感受她的「專業與博學」。

絲絲入扣的文人筆觸

我們針對寫作方向有過幾次討論，我自己很喜歡這類用故事描寫的專業文，我看過她的部落格，也仔細觀察若干次她在午餐席間，仔細聆聽他人說話的專注表情。

她非常擅長觀察、聆聽與表達，有時好像省話一姐，話不多，心直口不快，說話慢慢的，眼睛會注視他人，跟她聊天很舒服。

或許就是因為她擅長觀察，造就她「閱皮無數，也能閱人無數」的特點，因為擅長觀察的能力，正讓她在本書的文字情境，格外動人與跳躍。

如果您是她的病患或讀者，在診間或字裡行間，就能感受她的「敏銳與共感」。

我現在很少寫推薦序文了，我卻願意幫上雯寫推薦文，無非就是我喜歡這個人，更喜歡她的文，我雖然不懂皮膚專業，但我知道：「她懂我們。」

希望您也喜歡，我們的溫柔告白。

作者序

身而為人的一部分

書出版前，我去了一趟英國。

我喜歡旅遊，到處走走看看，當然，也包含吃吃喝喝。如果真的有機會上太空，我想我也會願意嘗試。人的生命很短，我想要盡可能的看見這個世界的樣貌，碰觸、聆聽、感受她。

這是我第一次到英國。

對於這樣一個文明與旅遊大國，我竟來得這麼遲，在下飛機那一刻，興奮與惆悵，攪混得我百感交集。

去了倫敦，見識了大笨鐘、西敏宮、泰晤士河與倫敦塔橋，雨霧中的建築、土地、河流與英式炸魚都開了我眼界，旅程身心俱足。

當然也去了巨石陣，令我印象深刻。

四月初的英國還是相當冷，往目的地去的路上細雨綿綿，大霧瀰漫，我們車速不快，謹慎地前進。遊客中心是一座充滿現代感的銀色建築物，在白白的霧氣籠罩下，看起來有種不真實的感覺。在遊客中心買了票，一夥人搭上接駁巴士，下了巴士，又在雨霧中撐傘走了一小段，我心裡正狐疑，巨石陣便赫然出現在左前方。

四周盡是一望無際的大草原，這些大石柱就這麼巍峨而穩健地矗立在我們面前，襯著雨霧，彷彿一群沈默入定的巨大生物，不在意渺小人類的打擾。

我盯著出了神，石柱的形狀紋理各不同，有的光滑而有光澤，有的則帶著斑駁的紋路和裂痕，也有滿布青苔的，看似相同的石柱有著不一樣的面貌。

這就是地球的皮膚！

我腦海裡突然跳出這樣的想法。

為什麼要寫這本書呢？

在醫學院學習皮膚疾病的時候，需要背記各種皮膚圖譜、病理切片圖譜、黴菌圖譜，那些線條與形狀，直的橫的、圓的方的、大的小的、紅的暗的、平的腫的，不同的排列組合，代表著相異的各種病症，有些疾病的外觀長得很像，我們需要練出敏銳的眼力與直覺判斷，一眼就能分辨其中差異，皮膚科醫師之間戲稱「一眼定江山」。這可是身為一位皮膚科醫師，基礎中的基礎，若無法一眼判斷出病症，那麼給再多的時間也沒用，這時便需要仰賴機器的檢測。

練習的時候，每天看著那些圖譜，一般人大約很難想像這就是人的身體，它們是人的一部分。

彼時，我還年輕，以為只要練就一雙醫師之眼，再把教科書的知識背得滾瓜爛熟，就可以算得上是一個優秀的皮膚科醫師了。

而我確實做到。我的診斷迅速而精準，處置用藥正確無虞，我也為此自豪，開業行醫。

但是，為什麼患者的症狀沒有預期中的進步呢？

其實，從接駁巴士下來的時候，如果仔細看，隱約就能看見巨石陣了，遠遠的，小小的，但我竟然沒有一眼看見。試想，這些巨石，如果是地球的皮膚病，這樣的疏忽，對於我這個皮膚科醫師來說，是不允許的。

一眼定江山。

行醫多年，我常常想起這句話，逐漸領悟，這一眼不只是肉眼，還是心眼。

誠如《小王子》說的：「真正重要的東西，只用眼睛是看不到的。」

時代多變，許多患者的生活習慣不理想，導致疾病屢屢復發；對醫藥科學沒信心，誤信偏方；心理影響生理，生理再回頭影響心理，產生惡性循環……。

皮膚科醫師，只是我身而為人的一部分

我在書裡寫到一位患者「英英」（化名），她的病症是「外陰部濕疹」，當她鼓起勇氣，在我面前把衣物卸去，我只看了一眼患處便有譜了，很快為她解除

困擾。但直到我也注意她的眼神，與她多談了幾句，才發現這個病狀對她的影響，不只是私密處搔癢這麼簡單，更是婚姻與職場上極大的壓力來源。

我選擇的處置方式，除了藥物，還有同為女性給予的幾句體己話語。

表面的問題多有深層的糾葛，我那些話能去到哪裡呢？

在雨霧中，巨石陣看起來高聳入雲，與他們相比，我彷彿只是一隻小螞蟻。然而，如此巨大的石頭陣，卻也只是地球的一小部分，我沒辦法從他身上推測地球經歷了什麼。

教科書上的圖譜不會告訴我眼前這個患者是否經歷家暴？是否身心俱疲？不會知道那個孩子是過動或自閉？在團體中是否有社交困難？皮膚其實是通往心靈的器官，我看得夠不夠深？問得夠不夠仔細？

我每日在診間裡的苦口婆心，能有多大影響力？

於是，我決定寫一本書。

雨變小了，但霧氣更濃，我穿著羽絨外套，站在這些巨大的石頭旁邊，懷想地球那深不可測的歷史與脈動，細細的雨落在我臉上，也落在石柱上，我們與地球共同經歷這場雨，是否算得上感同身受呢？我來得夠早嗎？我夠了解地球嗎？

至少，我還是地球的一部分。

離開時，場景並沒有太大變化，石柱依然默默聳立，我的心裡有很多感觸、感動、與感謝。

回到台灣，我的第一本書就要出版了，這本書或許不能代表我，但它是我的一部分。

就像我們的皮膚。

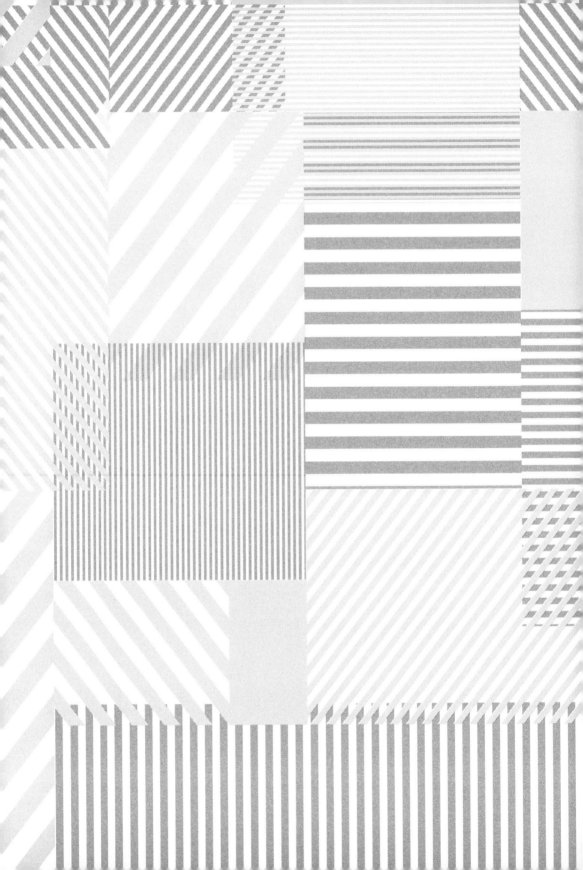

Part 1

用溫柔的心，看世界

提著金色茄芷袋的金色阿嬤

——一到又乾又冷的冬天，癢不停的冬季癢疹

我突然感動的想要流淚，趕緊低下頭，從我濕潤的眼睛看出去，那兩顆糖還閃著金光，我絕對沒看錯，真的是金色的光。

金紅色的天空，夕陽映照在整條道路，每台車的車頂反射著金光，彷彿一條金色的溪流，緩慢流動著。我站在校門口天橋上，居高臨下，欣賞著兩條不同方向的車流，在我腳下整匯、停駐、分流，然後繼續往不同方向湧動。學生們的臉和頭髮也在夕陽餘暉下，像是撒上金粉般的，從學校門口蜂擁而出。

正當我也融化在金色的世界時，小寶忽然從我背後冒出來，神秘兮兮地說有

禮物要給我，還叫我不能偷看。他白白肉肉的小手握著拳，拳頭鼓鼓的，直直伸到我面前，要我猜。我還沒猜，他自己忍不住，打開了小手掌。

「森永牛奶糖，哇！」這是我小時候最愛的糖果，以前是紙盒裝，裡面每一顆還包上白色糖果紙，現在是一顆顆單包裝的。小寶給我兩顆，我笑一笑又還他一顆，然後我們一人一顆就吃了起來，熟悉的香甜溢滿嘴，我和小寶相視而笑。

拿在手上的黃色包裝袋，映著金色的光，驀然，我的腦海裡突然想起那個金色的茄芷袋。那是我剛開業不久的事了。

提著金色茄芷袋的金色阿嬤

招牌還新燦燦的，街坊鄰居都還沒完全認識我們，診所裡就出現一名常客，說是常客也不是真的客人，她是我們鄰居。六十多歲，身高不高，站在診所櫃台就剛好露出一個頭，燙得捲捲的黑色短髮，似乎是這個年紀大多數女性喜愛的髮型。微微下垂的眼皮和嘴角，眼睛轉動的角度只在她肩膀的高度和地板之間，幾乎不看人，給人不親近的感覺。

每天早上，看著她從診所前面慢慢的走過去，過一會兒又慢慢的走回來，就這樣，來來回回至少有十幾趟。有時候，她會走進診所坐一下。

每次我們的護理師小天使跟她打招呼或是問她需不需要幫忙時，她總是瞪著前方的地板說：「我坐一下。」她坐在候診椅，不講話、不張望，就真的是坐一下，大約一、二十分鐘後，就會起身，繼續她固定的行程，直到下次又進來坐一下。

阿嬤大多穿著顏色鮮豔的花花上衣，配上黑色或素色的長褲，不變的是她那顯眼的袋子，那是個金色的茄芷袋，她走路時就掛在她的手臂，坐下來就放在她旁邊的椅子上。

金色阿嬤每天都會出現，我曾經看過她在診所沒有營業的假日，也是照常走走回回。

聽鄰居說，她的家人似乎工作都很忙碌，白天家裡只有她一個人，所以走路就是她每天最重要的事情。我不知道她為什麼要走路？又要走到哪裡？我常常想，她進到診所坐坐的原因，是走累了要休息，還是想要進來沾染人氣？

又乾又冷的冬天，全身癢難耐的阿嬤

過了很久，某一年反聖嬰的冬天，連續又乾又冷的天氣，金色阿嬤的頭停在櫃檯前方許久，直到小天使親切的詢問她。

「我要看病！」金色阿嬤大聲的說，聲音帶著尖銳，又有點緊張顫抖。「我全身都癢，尤其是要睡覺的時候。」進了診間，金色阿嬤一邊說，一邊到處抓癢。我看她皮膚非常乾，而且脫屑嚴重，很多部位還被她抓得又紅又破皮，是標準的冬季癢疹，屬於缺脂性皮膚炎的一種。

「阿嬤！妳要多擦乳液，洗澡水溫不能太高！」我跟金色阿嬤叮嚀。很多人因為天氣冷，喜歡用很熱的水洗澡，雖然洗得很暢快，但是皮膚上的油脂被洗掉，反而更乾，更加重皮膚癢。

「好啦！」金色阿嬤的回話很簡潔。我說了很多句的注意事項，她才又回兩個字：「好啦！」對於我其他的問題則是「嗯」一個字帶過。不知道為什麼，金色阿嬤把她的心房鎖上了，完完全全封住了。

或許是個性使然，我常常有股強烈的想法，對方的心房越是封緊，我越想去敲敲，即使是敲開一點點也好。如果能因此靠近一個人，我會覺得很開心。

金色阿嬤第一次看診之後，並沒有按時回診，雖然她還是每天進來坐一下。我們小天使不時關心她有沒有認真擦藥，她都是那一個字「嗯」。過了兩星期後，阿嬤又再度掛號，原來是她又癢到忍不住了，我問她回去有沒有擦藥？她理直氣壯的說：「有啊！這一條！」從她的金色袋子拿出來的是上次開給她的藥膏，想要證明她有確實擦藥。

我一看，這條藥膏幾乎還完整無缺，金色阿嬤兩個星期以來，大概只用了幾個米粒大的藥膏份量，沒有足量的藥物治療，當然不可能改善。於是我又叮嚀她注意事項，並且請她下回一定要用完藥膏和回診，「下回妳用完藥膏，我會再開一條新的藥膏給妳！」我說。

節省的超級阿嬤彷彿穿越時空

我想，她是因為節省。我也有一個超級節省的阿嬤，她的身高和髮型就跟金色阿嬤差不多，不同的是，我的阿嬤很會煮菜，比起金色阿嬤也熱情很多。阿嬤對我很好，我還記得小學每年暑假總會去阿嬤家住，我最愛她煮的甜甜肉燥飯、甜甜肉粽……阿嬤煮什麼食物都會加糖，加了糖之後，什麼食物都會變得很好吃，是標準的台南人口味。每次暑假兩個月下來，我的肚子都會鼓得像氣球，就像阿嬤一樣。我懷疑，我會這麼愛吃糖果，一定就是小時候胃口被阿嬤養大了。

在那個抽取式衛生紙還不普遍的年代，阿嬤常常要我和她一起摺衛生紙，把一整包平版衛生紙一張張的拿出來，剪一半，然後對折、再對折，疊好放入廁所的衛生紙盒中。

我問阿嬤為什麼要這麼做？阿嬤說：「因為衛生紙只有中間會擦到，旁邊都沒用到，很浪費！」

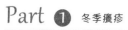

我的阿嬤經歷過物資嚴重匱乏的生活，求一餐溫飽都很困難，想要生存下去只能省吃儉用，即便後來時代進步，這些基本需求已經不再缺乏，節省的習慣卻已經深扎在心裡，內化成一種生活態度。小時候的我只想著出去玩，覺得摺衛生紙簡直是浪費時間、又無趣，實在無法認同阿嬤的想法，有時還會為了這件事情生悶氣。直到那時又看到金色阿嬤，看著她以節省到近乎苛刻的方式對待自己，我突然變得可以理解，甚至感到一點同情。

我想，她一定跟我的阿嬤一樣。不僅不喜歡，也不太能適應現代的生活方式，她們看待我們，大約就像穿越劇的劇情一樣；一個古代人穿越時空來到現代，看著現代化的設備和人們的生活習性，完全不能認同，也無法融入。如果可以，我想她們會更願意在路邊搭一座茅草屋，再鑿一口井過生活吧！

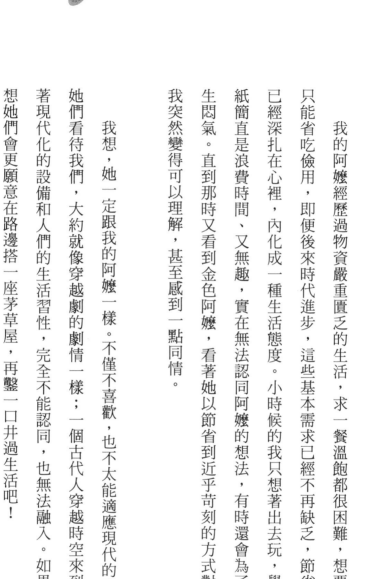

閃著金光的金色牛奶糖讓人濕潤雙眼

因為對於自己阿嬤的懷念，我看待金色阿嬤的眼光有點不一樣了，也會特別注意她有沒有走過診所門口。

接下來幾天，我們小天使見到金色阿嬤都會叮嚀她「阿嬤！妳藥膏擦完了沒？」「有啦！快用完了啦！」或許是我們的態度誠懇，慢慢的，金色阿嬤的話多了一些，句子也長了一點。

「阿嬤！妳的皮膚進步很多喔！」看著我們一起努力的成果，我和金色阿嬤一樣開心，每次她回診，我都鼓勵她。

「我現在一天擦兩次，三天用完一條藥膏，這樣會不會擦太多？」、「我兒子把我的抓耙子都丟掉了！」、「真的喔！我一吃麻油雞就會更癢！」後來金色阿嬤每次看診，都會跟我講上好幾句話，有時還聊起了她的生活。

金色的夕陽每天落下，日子像河流一樣流動著，金色阿嬤依舊每天在我們騎樓前走來走去，一樣會走進診所坐一下，但是我也沒忽略，她的速度越走越慢，走過去之後，總是好久好久才又路過門口。而且「坐一下」的時間越來越長，起身的時候還需要小天使攙扶。但是，她的眼神越來越溫柔，態度也越來越慈祥，真的越來越像「我的阿嬤」。

「小花，妳的男朋友很帥……什麼時候……要結婚？」到後來，金色阿嬤認識我們每個小天使，連每個人的身家都一清二楚，常常噓寒問暖。只是，她講話越來越慢了。

不知什麼時候，我突然警覺到金色阿嬤已經不再把頭髮染黑，任由滿頭灰髮飄飛，臉上的皺紋像植物枝枒似的越長越多，雖然神情變得比較溫和，但是眼皮和嘴角卻無論如何也揚不起來了。

「這給妳！」在一次看診結束後，金色阿嬤緩慢的從她的金色袋子拿出什麼東西，她枯乾的手掌緊緊握著拳頭，拳頭鼓鼓的，指頭卻是乾癟枯槁的，幾乎要握不住手裡的東西，她搖搖顫顫地抓起我的手，然後把那「東西」放在我的手心。

「金色的森永牛奶糖！」我驚喜叫。金色阿嬤看見我的反應，大概是很滿意，眼角下垂的微微笑著。

忘情的握著金色阿嬤的手，那手輕的幾乎沒有重量，我無法想像人可以這麼老，幾乎可以直接摸到她的骨頭和關節，彷彿可以摸到她的喜樂和哀愁，彷彿可以摸到她的計較和寬容，彷彿，可以摸到她一生的重量。這樣輕的一隻手，依然可以讓我感覺到一股暖流，溫柔的傳了過來。

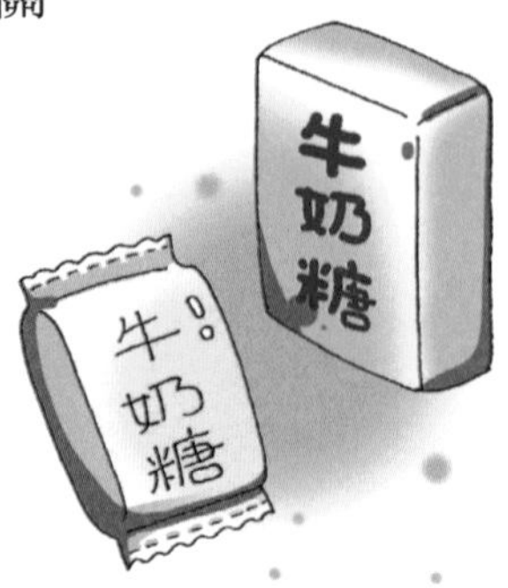

我突然感動的想要流淚，趕緊低下頭，從濕潤的眼睛看出去，那幾顆糖還閃

著金光，我絕對沒看錯，真的是金色的光。不過，這是我最後幾次看到金色阿嬤了，等我察覺過來時，已經好久沒看到她，不知道她後來怎麼了，隨著診所生意漸漸步上軌道，看診忙碌之餘，我也無暇多想。直到今天，小寶送給我的糖果，輕輕敲擊了我的心，我才醒悟，原來有時候被敲開心房的人，是我。

「媽！妳看！森永牛奶糖看起來像金色的！」小寶胖嘟嘟的小手拿著包裝紙在我面前搖晃著，黃色的包裝紙在夕陽下折射耀眼光芒，彷彿金色螢光棒在空中畫著一條條金色的彩虹。

眼前的夕陽快要落幕，白日將要結束，一天的尾聲總是最美麗燦爛的，希望金色阿嬤的晚年也能過得美好、甜蜜，就像一顆森永牛奶糖那般。夜幕漸漸籠罩，天色暗下來，行進的車子也紛紛開了燈，馬路又成了一條色彩斑斕的虹，夜晚其實也是美麗的！

冬季癢疹 — 小知識

缺脂性皮膚炎是指皮膚因為油脂不足產生乾燥，引起的皮膚發炎，冬季天氣乾冷是好發的時節，所以又稱為冬季癢疹；中老年人、乾性膚質、異位性皮膚炎或洗腎患者特別容易發生。

冬天，只要患者說是小腿癢，八成都是冬季癢疹，當患者將褲管捲起，就有好多白色皮屑掉下來，皮膚又皺又乾，嚴重會出現網狀的裂紋、皮膚發紅，甚至抓到流出組織液。洗澡時，因為水溫的刺激，癢感退去，患者會覺得舒服，所以便會用很熱的水沖洗患部，殊不知熱水會帶走皮膚上的油脂和水分，洗完之後反而讓皮膚更乾更癢。

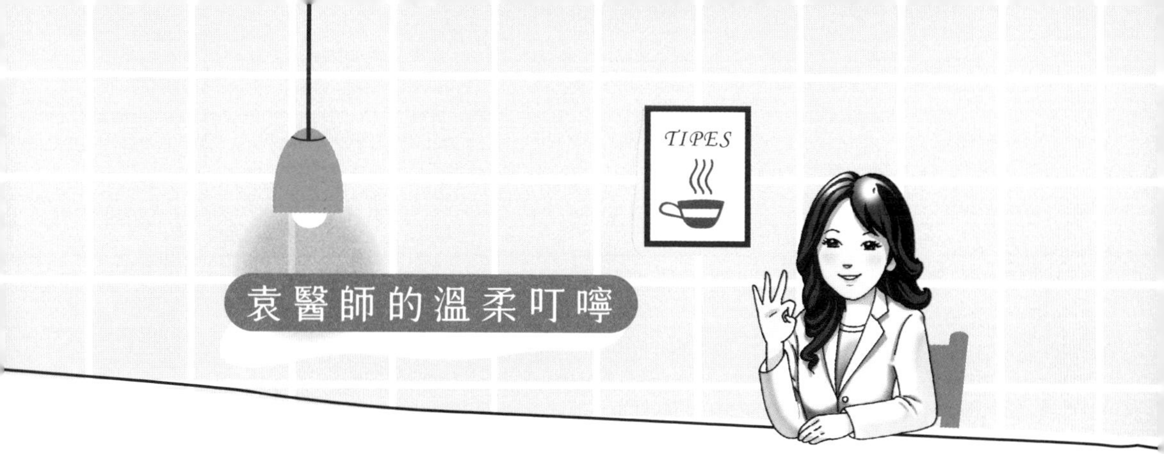

袁醫師的溫柔叮嚀

金色阿嬤的皮膚癢其實不難處理，是個因為乾燥而產生的病症，所以我們只要想辦法讓皮膚不乾燥，就會有很大的改善，像是降低洗澡水的溫度、避免泡澡、避免使用鹼性或殺菌沐浴劑，以免越洗越乾燥。另一方面，也不要忘記幫皮膚補充水分和油脂，最好的方法就是擦乳液，建議使用保濕度較高的乳液，一天多擦幾次。

那到底一天擦幾次才夠呢？因為每個人的膚質乾燥程度不一樣、天氣乾冷的程度也會因地點和時間不同，所以擦乳液的次數並沒有一定的答案，而是要觀察皮膚的反應來決定，如果一天擦三次乳液還是乾燥，那就改成擦五次，若是一天擦五次仍見到脫屑，這時候表示你的乳液擦不動囉！建議換成滋潤度更高的乳液，才能對付這麼乾燥的肌膚。畢竟是自己的肌膚，當用則用，不要像金色阿嬤這麼節省，到頭來反而得不償失。不過，也並不表示原本的乳液不能用唷，可以留到天氣溫暖一點的時候再來使用，畢竟物盡其用才是真正的節省，是吧！

另外，皮膚癢的時候，還要注意避免吃到燥熱的食物，辛辣、油炸的，比如薑母鴨、燒酒雞、羊肉爐等。另外，內層貼身的衣物要穿棉質的衣服，不要直接穿毛衣，才不會刺激皮膚，而讓皮膚更癢喔！

懷抱夢想的女孩，指甲差點成了阻礙

——趾肉包夾著趾甲，引起凍甲（甲溝炎）讓腳部疼痛不適

小敏說她的志願是考上第一志願北藝大的舞蹈系，希望未來能去國外表演，她說：「跳舞是我的夢想，我為夢想活著。」

「醫師，我要做指甲矯正。」一位綁著兩條辮子的女孩，坐在我面前，第一句話就開門見山地這麼對我說。

面前的這位女孩，綁著兩條辮子，彎彎的眉毛，粗細剛好，秀雅挺直的鼻梁，配上白裡透紅的皮膚，精緻的五官簡直就像搪瓷娃娃。

「叫我小敏。」她說。

「凍甲」問題，困擾著愛跳舞的她

「你知道什麼是指甲矯正？」我問。

「我知道，我台北的阿姨也做過。」小敏說。

「我先看看妳的指甲，常常痛嗎？」

「我已經甲溝發炎好幾次，每次都痛到不能跳舞。」小敏一邊說著，一邊脫下鞋子。她的右腳大拇趾內側趾肉又紅又腫，看不到趾甲的邊緣。

「可以先幫我把卡進去的趾甲拔出來嗎？這樣我才能練舞。」原來小敏是高中舞蹈班學生，每天都要練舞，甲溝炎的症狀害她常常請假，造成她很大的困擾。真是天真爛漫的年輕女孩，對於問題的看法也好俐落，很可惜，事情不是她想的那樣。

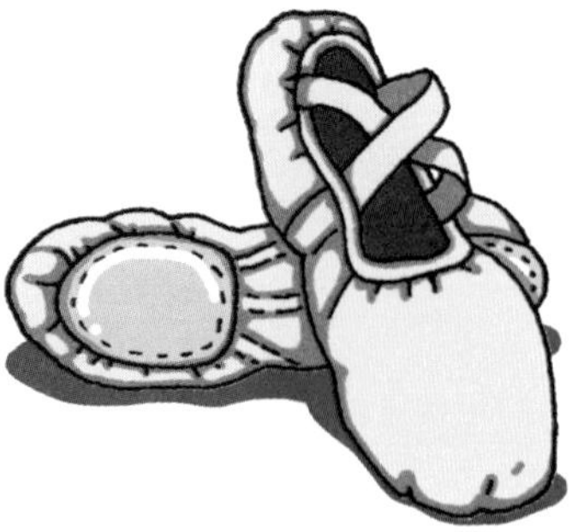

「你的趾甲不是卡進肉，而是趾肉發炎腫脹，才包夾趾甲的。」我跟她解釋，很多人都誤以為是趾甲長進肉裡面，於是把趾甲剪很短，反而造成趾肉越長越高，這麼大塊的趾肉很容易包夾新生出來的趾甲，造成甲溝炎反覆發作，一般俗稱「凍甲」。

「我建議你指甲矯正和抗生素藥物治療同步進行，下周就可以跳舞了。」我向小敏說。聽見我說，小敏露出了如釋重負的笑容。於是我就幫小敏的大拇趾趾甲黏貼上指甲矯正器。

「哇！都不會痛！這樣就好了嗎？」小敏驚喜地說。

「好了喔！記得不能游泳和泡澡，否則矯正器的黏膠掉了，就要重做了。」

就診前先洗淨雙腳，是暖心小敏的溫柔

「其實我做完三天就開始跳舞，因為不痛了。」隔週回診，小敏輕快的跟我說。

「太好了！你進步很快，以後趾甲不要再剪進去，只要剪平的就好。」我叮嚀她。

之後每一週，小敏都按時回診更換專用棉花。小敏是個細心、貼心、又很努力的孩子，每次回診，都是先在家裡把腳洗乾淨才來診所。

大多數的患者都是上課後或下班後直接過來，所以常常身上帶著一整天的汗味或腳臭味，我們身為醫者，也早都習以為常，但是小敏說：「我覺得腳有味道，對醫師很不好意思！」我聽到超感動的，小敏還會關注我的感受，非常善體人意，並且高度自我要求。

果然，她把趾甲和矯正器照顧得穩穩妥妥的，沒有大力破壞或泡水。矯正器沒有受傷或脫落，趾甲也就一天一天舒展開來，搭配每天的扳甲肉運動，趾肉慢慢不再包覆趾甲，小敏再也沒有痛過了。

不畏疼痛與艱難，為夢想而活的女孩

小敏說她的志願是考上第一志願北藝大的舞蹈系，希望未來能去國外表演，她最喜歡電影《紅舞鞋》中，班主任問女主角佩吉為何要跳舞時，佩吉回答：「為跳舞而活著。」這句話也啟發了小敏，她說：「跳舞是我的夢想，我為夢想活著。」

我心裡很震撼，未滿十八歲的年輕女孩能有自己的夢想，而且還為夢想而活，這是多美的一件事情，我一定要為她的夢想盡一份力。

回頭想一想，除了當醫師，我有什麼夢想呢？小時候我也曾經有過夢想，希望自己可以成為藝術家。記得國小的時候，因為我的手很巧，也很喜歡做紙黏土，有次莫名其妙得到台中市第二名，開心得不得了，但是隔年再參加，就只得到佳作，後來便不了了之。畫畫也是，曾經得到校內第三名，然後就永遠只有佳作的份，後來我便放棄成為藝術家的夢想。

身為一位醫生，我知道前往夢想的路不好走，不知道小敏還沒來看我之前，是怎麼忍著腳痛完成一次次的練習？

配戴指甲矯正器經過三個月之後，小敏的趾甲已經完全恢復正常弧度，再也沒有痛過，也不再影響她的舞蹈練習。又過了幾個月後，小敏北上考舞蹈科目，表現出最好的水準。小敏大學放榜那天，正好是我參加研討會的日子，我請小敏一定要第一時間讓我知道結果。

星期日早上，參加皮膚科研討會，原本應該專心聽講的我，一直心神不寧的盯著手機，等著一通非常重要的訊息。終於，手上傳來一股震動。我趕緊滑開手機，訊息裡跳出來的是一張照片，照片裡有小敏的名字！我開心得差點尖叫出聲，彷彿是自己上榜似的，真是美夢成真！我的臉上一直憋著笑，我自己都可以想見那種模樣。台上的講者和座位兩旁的聽者一定覺得，這個女醫師怪怪的。

甲溝炎—小知識

「凍甲」是甲溝炎的俗稱，症狀是甲溝（趾甲周圍組織）會有疼痛感、紅腫發炎，甚至化膿、蜂窩性組織炎、或長出增生性的肉芽腫。甲溝炎常見原因就是鞋子太緊擠壓趾甲、趾甲修剪太短、傷口感染、或是長期接觸化學物質的刺激。小敏因為長期跳舞、舞鞋和趾甲過度擠壓，加上過度修剪趾甲，造成甲溝炎，又因誤解甲溝炎的生成原因，把趾甲兩側越剪越低，甲緣肉包覆過度，以至於常常甲溝炎復發。

「指甲矯正器」是利用金屬絲線或是膠狀貼片，架設於指甲上，藉由矯正器本身的槓桿原理產生引力，將捲曲的指甲或陷入甲肉的指甲矯正至原始的位置，同時減輕指肉發炎的壓力。

「扳甲肉運動」指的則是用手的大姆指和食指扣住腳趾，左手扣右腳，右手

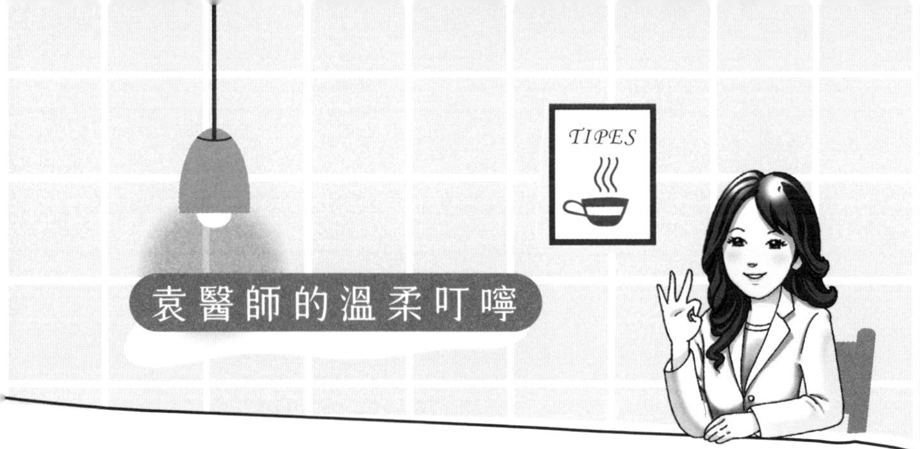

袁醫師的溫柔叮嚀

某日，有個來看甲溝炎的小姐，因為前天和男朋友約會，晚餐後男友提議去散步，雖然她腳蹬高跟鞋，還是忍者腳痛、陪男友去公園散步兩小時，腳就掛了！（辛苦了，下次別做傻事啦！）

提醒大家，運動的時候一定要穿運動鞋，穿鞋子時，腳盡量往鞋子後方靠、鞋帶綁緊，這樣腳趾才不會一直頂到鞋子前端，造成擠壓而發炎。

另外，剪指甲的方式要正確，不可以剪太短，尤其是指甲兩側不要往內剪進去，只要平剪就好喔！還有啊，如果有咬指甲或撕指甲習慣的人，這個壞習慣要改掉喔，否則長期下來還會造成指甲和甲床的變形呢！

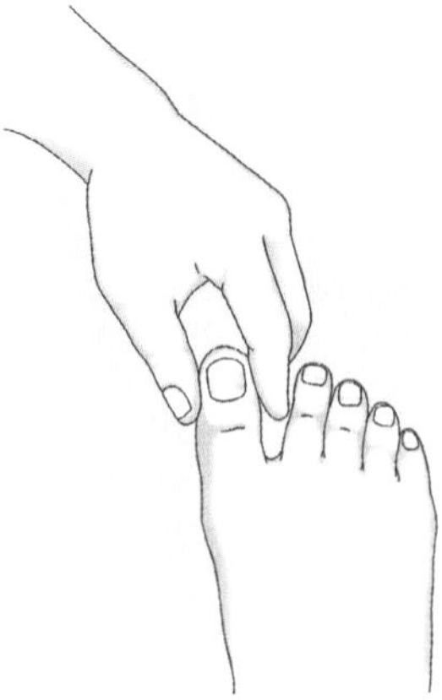

扳甲肉運動：

1. 用手的大姆指和食指扣住腳趾，左手扣右腳，右手扣左腳。
2. 儘可能扳開趾甲和肉停留 30 秒後放開。
3. 每天持續三至五次。

扣左腳，儘可能扳開趾甲和肉停留30秒後放開，每天持續三至五次，促使局部血液循環，以維持甲床寬度，如此趾甲更容易順利長出。

王子的改變從傾聽身體的聲音開始

——尋常性痤瘡俗稱**青春痘**好發族群不限於年輕人

只要你願意每天改變一點點，你的身體一定會有正向回應。治療王子最大的成就並不是只有治療好他的痘痘，而是改變了他看待身體的方式，只要願意傾聽身體的聲音，重新跟自己身體相處，身體一定不會虧待你的。

「袁大夫好，這是我女朋友！」

最近幾個月，我每週固定會見到這一位王子。

我第一次見到王子是在去年夏天，那是個酷熱濕黏的下午。大多數的人經過強大、難以遮掩的豔陽攻擊之後，膚色幾乎都會從白色變成小麥色、甚至是古銅色，但炙烈的陽光似乎不能影響這個年輕人，他白皙的膚色就像雪國來的王子，所以我叫他王子。

王子身高中等、清瘦、說話聲音不大、眉宇間頗有F4成員周渝民的味道。是個有著濃眉大眼的王子，幾乎可以用水汪汪來形容他的眼睛。

老派憂鬱王子的不速之客

「嗯……袁大夫好！」王子一張口就是字正腔圓的國語，還用著濃濃古味的語詞「大夫」，這個詞在我剛畢業的時候陪了我好多年，那時我還在台中榮民總醫院工作，醫院有很多患者是資深榮民，他們都稱醫師為「大夫」。沒想到隔了這麼多年，還會聽到有人叫我「大夫」，而且竟是個年輕人。

我好奇這位年輕王子來看診的原因。他端正的坐在椅子上，雙手也端正的交疊放在大腿上。他穿著熨得整整齊齊的白色襯衫，配上合身牛仔褲，搭配乾淨沒有汙漬的小白鞋，看起來應該是對自己的外型頗有要求；加上他沒有血色、略顯蒼白的膚色，就像是做成石膏雕像的、抑鬱的、白色的F4成員周渝民！唯一不相襯的是他的臉上有很多痘痘，我心裡有了底，應該是為了青春痘來的吧！

「嗯……請幫我……診治痘痘！」來自台南的王子非常拘謹客氣，講話文謅謅，慢慢的，有時還停頓很久，一點也沒有一般大學生的年輕活力。他的聲音有氣無力，似乎連吐出一整句話都很困難。水汪汪的大眼睛灰濛濛的，就像顆彈珠在彈珠台內，彈來彈去，就是不看我，彷彿我的眼睛是彈珠台下方的板子，彈珠一碰到板子，立刻又彈走了。

後來王子告訴我，他從國中開始臉上痘痘就很多，常常被同學嘲笑，只要一開口跟女同學說話，就有男同學一直叫他「癩蛤蟆」，因為他的痘痘又大又多，讓他自卑得一度成為被霸凌的對象。

一直到現在來台中讀大學，他都很想把這些痘痘趕走，可是痘痘們卻不離不棄的從台南一路跟著他到台中，即便有時能趕走一些，可是過沒多久，新痘痘又成群結伴來定居。王子試了很多方法，都趕不走這群頑固的住民，在屢戰屢敗的壓力下，漸漸的憂鬱症找上王子，他越來越不開心，做什麼事都提不起勁。

捨不得睡的夜晚造就宛如薛西佛斯的困境

其實，像王子這樣的患者，我常常在診間看到，我不僅希望把他們臉上的痘痘都趕走，也希望他們能夠和我一起努力，讓痘痘從此不再來！問題是，怎麼做？道理很容易說，在診間，有些話是我每天要重複講幾十遍的，算一算我開始工作到現在，講過幾十萬遍了，猜猜是什麼？

皮膚的疾病種類是所有科別中最多的，除了常常聽到的青春痘、異位性皮膚炎、乾癬，還有很多很多一般民眾聽都沒聽過的病名，這些病的症狀五花八門，但是預防之道卻都指往同一個方向，知道他們有什麼共通之處嗎？

「你平常幾點睡覺呢？」我問。

王子因我突如其來的問題而愣住，含含糊糊的說了句：「嗯……不一定，有時候睡不著，也沒辦法！」

「那你昨晚幾點睡呢？」我又追問。

「嗯……兩點多，已經算早了！」，果然我猜的沒錯，這是大多數大學生睡覺的時間。時代進步，娛樂多元，熬夜似乎已經是大多數人的常態，準時睡覺的人反而是群體裡的異類。

「九點了，趕快去睡覺！」想起以前我媽媽總是每天催促我們早早上床，弟弟總是想多玩些，抵抗著不想上床，常常不情願的挑戰媽媽，問她：「為什麼這麼早就要睡覺？」媽媽總是說植物在晚上需要睡覺，我們當然也要有充足的睡眠呀！那時候我不知道，或許連媽媽也不知道原因。長大後學醫了，我才明白，睡眠可以影響我們身體這麼多！

治療幾次之後，王子的痘痘明顯減少，這些侵占王子臉上的外來客，終於願意離開它們的領土。少了這些窮凶惡極的入侵者，王子臉上線條開始變得柔和，也願意跟我多說幾句。可惜的是，每隔一陣子還是會再長新痘痘，他有些沮喪，我也感到有點氣餒。一問之下，癥結點依然沒變，王子說：「嗯……我就習慣晚睡，而且室友也都晚睡，很難改啦！」

我嘆了一口氣，看著王子臉上的痘痘，感覺我們的努力就好像希臘神話中的薛西佛斯，每當他汗流浹背地將石頭推上山頂，石頭就會滾落山底，接著他必須走回山腳下，再一次將石頭推上山，這是多麼無望又痛苦的事。

我知道王子很積極想改善他的痘痘，每次都跟我說他會好好聽話，也有認真吃藥和擦藥，每每對於這麼配合的患者，我總是盡全力幫他，不厭其煩的叮嚀注意事項，好讓薛西佛斯的石頭不再滾落山底。因為我知道熬夜是長痘痘的重要元凶，而我也知道要改變舊習慣真的很難。

「十一點真的太早啦！我可以一點睡覺就好嗎？」王子跟我討價還價。

「可是你的身體不同意喔！」就是因為我們身體不能承受熬夜帶來的後果，才會長痘痘的，「是身體在跟我們抗議、警告我們不能再晚睡了！」

雖然王子嘴上說著反對的話，但我知道他是尊重我的，他希望聽到我說「好！你可以一點睡覺！」彷彿他只要能說服我，身體就會聽話，就可以獲得保證，保證痘痘不再來。

學會與身體共處，癩蛤蟆也能變王子

我似乎可以看見住在王子身體裡的那隻惡魔正在偷笑，王子越晚睡，損失的精氣越多，這些精氣統統被惡魔吸走，可惡的惡魔派了痘痘小鬼攻占王子的臉，下一步就要神不知、鬼不覺地占領肝臟、腎臟，到時可不像痘痘長在臉上會被發現。不行！不行！我一定要阻止這隻惡魔！

於是我開始軟硬兼施，「王子你越來越帥了！」、「有沒有追求者啦？」這是鼓勵，是我在看診時最常激勵患者的話之一。「看看這幾顆痘痘，就是因為熬夜才長的。」、「再熬夜，痘痘就長不停了！」這是恐嚇，嗯！偶爾也要來點硬的。

「嗯……應該不會有女生喜歡我吧？」真是矜持的王子，我花了好多唇舌，王子才慢慢的對我敞開心房。他說，因為滿臉痘痘讓他很自卑，再加上以前被霸凌的陰影，讓他不敢看女生的眼睛，也不敢跟女生講話。其實王子有一顆善良的心，有次在掛號櫃台主動幫老人家寫初診單、還曾經把自己的掛號號碼讓給後面很急的患者，這麼優質的男孩就像未被開發的璞玉，等待伯樂。可是璞玉都躲在角落不說話，伯樂看不到呀！

於是我鼓勵他主動找班上女同學講話並告訴他，女生不一定只看外表，才華與品德也很重要。慢慢地他比較敢說話了，接著，我再鼓勵他多多去參加社團活動，漸漸地他也敢正眼看女孩的眼睛了，來看診的時候也較能自在的與我四目相對。一次又一次，我能感覺到他的改變。

更讓我開心的是，王子一天天把睡覺時間提前，從兩點、一點、十二點，最後終於都能準時在十一點上床睡覺。當然痘痘不再長了，痘疤也恢復大半。此時的王子精神好、開朗許多。而額外的驚喜是，連帶著連以前失眠、頭痛、便祕等等問題也都自然消失了。

學會與身體共處，

癩蛤蟆也能變王子

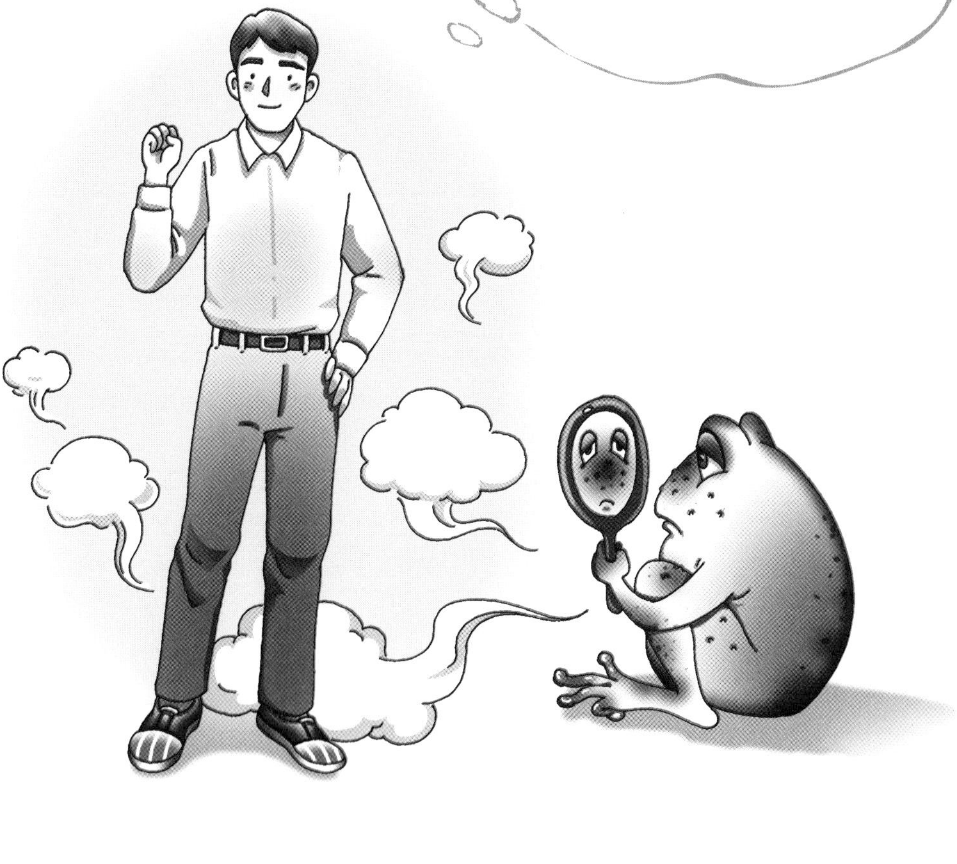

所以，那句我最常跟患者說，都說了幾十萬遍的話，答案就是「早點睡！」

這道理聽起來簡單，做起來可不容易。但是只要你願意每天改變一點點，你的身體一定會有正向回應的。治療王子最大的成就並不是只有治療好他的痘痘，而是改變了他看待身體的方式，只要願意傾聽自己身體的聲音，重新跟身體相處，學習如何使用自己的身體，身體一定不會虧待你的。

又到了約定好要和王子見面的日子，算一算，竟過了半年多了。

今天不一樣，是兩個人一起坐在我面前，王子深情地望著身邊的女伴，然後轉過來跟我介紹他的女朋友。王子依然是白色的周渝民，不同的是他從蒼白的石膏雕像中活了過來，白裡透紅的膚色，加上炯炯有神的眼睛，全身容光煥發，活力十足，和第一次進來診間時徹頭徹尾的不同。他一邊講，手還一邊比畫著，像是裝了電池，怎麼也停不下來。從他的神情語態，我早可以看出，癩蛤蟆已經變成真正的王子！

「袁大夫，謝謝妳治療好我的痘痘！」王子定定地看著我，雖然還是一樣的老派用語，但是語調是屬於年輕人的熱情。

「我才要謝謝你呢！因為有你，讓我更熱愛這份工作！」我在心裡對他說。

青春痘一小知識

「尋常性痤瘡」才是痘痘醫學上的名稱，但由於俗稱青春痘，所以常常讓人誤以為只有青春期才會長，實際上，這不是年輕人的專利，不少年紀大的人都還在長青春痘哩！

不管是正在發炎的的青春痘、還沒發炎的粉刺、甚至痘痘留下的坑坑洞洞，都是可以治療的，對皮膚科醫師來說，一點也不難。但是，當臉部乾乾淨淨之後，我希望患者也能夠把這份成效維持，不要再讓痘痘回到臉上，因此生活習慣上，還是要避免讓痘痘惡化的因素才行。

青春痘的惡化原因有很多，除了熬夜、不當的清潔洗臉、過油的臉部保養品，還有不少食物也都是長痘痘的元兇，像是油炸、高熱量的西方飲食、優格起司之類的乳製品、精緻澱粉的高升糖飲食、巧克力或含糖飲料，這些都要盡量少吃喔！

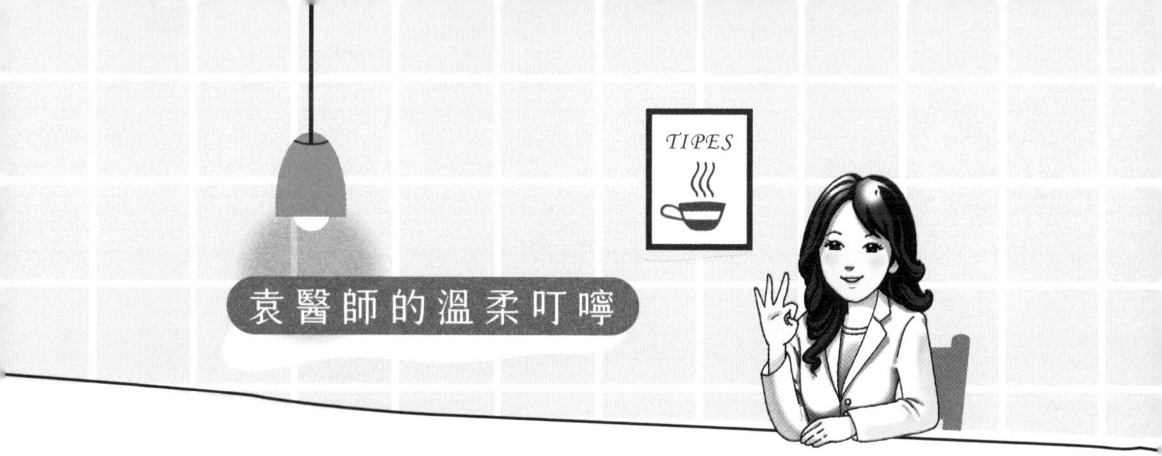

為什麼會有標準睡覺時間呢？這個標準是誰訂的呢？

中醫説的「子時」也就是晚上十一點至凌晨一點，十二經絡走到膽經，這時候睡覺才能完成膽的代謝。如果子時不睡覺，膽得不到充分休息，就會造成面色發黃、皮膚粗糙、黑斑、精神氣色不足。

西醫説，晚睡會引起內分泌失調。內分泌系統中，生長激素會因晚睡而分泌減少，青少年身高發育減緩、成人加速老化；褪黑激素也會因熬夜而降低分泌，造成失眠和身體衰老；腎上腺激素和甲狀腺會因熬夜而分泌失調，引發多種慢性病；連荷爾蒙也會因為熬夜而分泌紊亂，男性容易造成性功能障礙，女性常見的則是月經週期不規則。

所以，你發現了嗎？晚睡會讓身體機能一團混亂，難怪會產生很多疾病，除了痘痘，還有脂漏性皮膚炎、異位性皮膚炎、乾癬、黑斑、落髮、疔瘡，甚至連一般濕疹也會因睡眠不足而更癢。另外還有因為晚睡，免疫下降而引起的疾病，像是帶狀皰疹、單純性皰疹，這些看似不同的疾病，其實都有共通處，就是熬夜。

原來，這個睡眠的標準是身體訂的。好啦！不要為了晚一點睡覺跟我討價還價喔！我可沒有決定權，我只是幫你的身體説話而已呀！

敏感肌可能也會有顆敏感的心

——接觸過敏原而引起的接觸性皮膚炎

過敏，也就是皮膚對外來刺激過於敏感的反應，小集的心或許也對於某些事情過於敏感，所以有道跨不過去的坎。希望下次再見面的時候，已經撥雲見日！

「嗨！袁醫師，很久不見，看到你，我就要繳罰單了！」小集總是可以用正經八百的表情說出這樣不正經的開場白！

「為什麼？」我笑得比他開心。看了一下病歷，其實我們上個月才見過。

「因為我看到你，心跳就一直超速！」小集一臉正經地用手撥一下劉海，撩妹高手無誤。

小集是個高中男孩，身高體重跟我差不多，在同年齡的男孩中算是瘦的，走韓國男團風路線，蓋到眉毛的厚劉海，有一雙可愛的單眼皮，帶著無辜的眼神，很像韓劇《那年，我們的夏天》中的男主角崔宇植。小集也愛學韓國明星們穿九分長的牛仔褲，配上白色帆船鞋。

其實，上個月，我就被這大男孩圈粉了！

過敏就是過於敏感，憂鬱症或許也是過於敏感

那天，小集帶著手臂上一塊塊長條狀的紅斑來看我，那是典型的膠帶過敏造成的接觸性皮膚炎，成因當然是因為小集手上貼了膠帶，而他的皮膚對其中的成

分敏感，才導致皮膚的過敏反應。

開設皮膚科診所，上門的病患有不少都是皮膚過敏患者，我算是經驗老道。容易過敏的人，大多本身就是敏感性體質，有些人對外在的致敏原過敏，像是灰塵、蟎類、花粉；有些人對食物過敏，像是花生、蝦子；也有些人對接觸皮膚的成分過敏，像是酒精、防腐劑等。

小集治療很順利，兩次回診，紅斑就已全消了，藉由這兩次的診治，也讓我更認識他。

小集在學校是個風雲人物，合唱團指揮兼活動組和服裝造型組組長，但是組長之下沒有組員，因為合唱團的演出活動多、訓練密集，其他組員都不勝負擔而退團，只剩小集一人。為了不增加其他團員的負擔，他把所有的事都攬下來做，常常忙到凌晨還無法睡覺，連表演服裝的製作設計也是出自小集之手。之前小集膠帶過敏來就診，就是為了表演效果，用膠帶將ＬＥＤ造型燈泡貼在身上。

「你要早一點睡，別把身體操壞了。」我希望小集要好好關心自己身體。

「有啦！最近都有早睡，因為我想早點夢見你！」聽到小集的回答，差點把剛剛喝的水都噴出來了。

「我上次考試的化學沒考好，錯了一題，哭了好久。」小集哀怨的繼續說著。

「才錯一題而已，超厲害啊！比我強多了。」我趕緊安慰他。

「可是，我的堂哥和堂妹都是校排前十名，我壓力超大！」不知不覺，小集已經介紹完家族成員的豐功偉業。「而且我還要練小提琴！」小集嘆了一口氣，用討拍的眼神看著我。

「你怎麼有辦法做這麼多事？」我很訝異。

「還有，我還要去做心理諮商，因為我有憂鬱症。」小集泰若自然的說。

聽見他這麼坦率地訴說著自己的事，令我感到意外。說真的，像他這麼愛聊天，跟第一次見面的陌生人都可以聊這麼多，還能自在的撩妹，我實在很難想像他是憂鬱症患者。更讓我驚訝的是，連他的老師和同學都不知道的祕密，竟然願意敞開心房告訴我。

知道了他的小秘密，我的心裡其實挺沉重的，多可愛的一個孩子，心裡竟然有這麼多的悲傷。我們這個社會壓力太大了，學校壓力、家庭壓力、自我要求，壓得孩子們越來越不快樂，心裡越不快樂，生理狀況便會隨之惡化。

「如果有不開心的事都可以告訴我喔！」我認真的告訴他，剎那間，小集笑了，彷彿會傳染一樣，我也跟著笑了。

「袁醫師，你是什麼星座？」小集很快又帶著偶包，一臉正經的問我。

「射手座啊！你呢？」我一邊笑一邊回答。

「我是……為你量身訂做的。」這次，換小集抱著肚子大笑。

我不禁想著那年輕的笑臉底下，有著什麼樣的心事呢？

皮膚會過敏，過不去的心也會

看著小集的笑臉，我不禁想起電影《腦筋急轉彎》的主角萊利，小集是不是在某些時刻，大腦內的憂憂摸了原本黃色的快樂記憶球，記憶球就染成和憂憂一樣的藍色，而多愁善感的憂憂，擁有同理和溫柔的力量，當憂憂出現時，或許是一個求救訊號。希望我可以伸手，在小集徬徨不安時，幫忙接住他下墜的心。

這次，小集的臉腫得像紅色米龜糕一樣，又紅又膨。一問之下，他買網路上的面膜來敷，沒想到又再次過敏，一樣又是接觸性皮膚炎。我不厭其煩告訴他，關於敏感性的皮膚需要注意的事項，下次不要再買來路不明的面膜，選擇有信譽的大廠牌是基本條件。

聽完我給他的治療建議之後，原本憂心忡忡、講話無精打采的小集，漸漸活了過來。

「最近先不要吃太補、太燥熱的食物。」我叮嚀小集。

「沒問題，我現在改吃素了。」

「為什麼？」

「因為你是我的菜。」小集每次都把我逗得樂不可支。

站在旁邊跟診的護理師跟我比個手勢，提示我後面有個急診患者。「沒關係！醫師你先看他，我可以等一下。」小集真是敏銳又細心的孩子。

一個剛被熱湯燙到的國中生阿薑，被媽媽帶來求診，我們迅速處理完傷口，阿薑和媽媽一直感謝我們，也感謝小集讓阿薑插隊先處理。

他們走出診間之後，我聽到小集和阿薑聊得起勁，原本在診間有些僵硬緊張的阿薑話也變多了，小集關心的問阿薑傷口會不會很痛，阿薑說：「還好，冰敷比較不痛了。」

「那你晚上怎麼睡覺？」小集有點擔心阿薑的傷勢。

「閉著眼睛睡覺啊！」阿薑說完，兩個青少年笑成一團。看來，阿薑已經忘記傷口的痛了。阿薑還說，他養的倉鼠生了寶寶，下回要帶一隻送給小集。

我心裡想著小集是在開導阿薑吧！像小集心地這麼善良又纖細，如果沒有人幫忙開導，一定也會常常受傷，就像他那敏感的皮膚一般。

過敏，也就是皮膚對外來的刺激過於敏感的反應，小集的心或許也對於某些事情過於敏感了，所以過不去。希望下次再見到小集的時候，已經完全撥開陰霾！

接觸性皮膚炎—小知識

到底接觸什麼會引起過敏？由於每個人的體質不同，會引起過敏的過敏原也不同，通常都要接觸過才知道。接觸特定的過敏原後，快則幾小時、慢則數個月後會出現過敏現象。

發現過敏，最重要的是要停止接觸過敏原，否則過敏原一直持續刺激的話，過敏現象很難緩解，像是對鍍鎳或橡膠過敏者，就要避免這種材質的手錶或飾品，將來才不會一再過敏。

若有出現過敏症狀，要盡早治療，使用口服及外用抗過敏藥物，以免紅癢的症狀擴散。

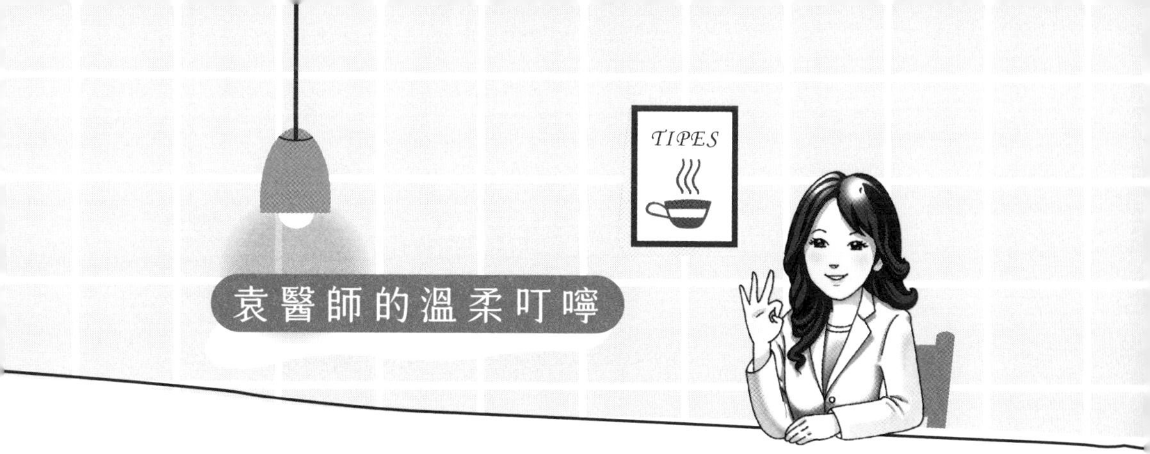

袁醫師的溫柔叮嚀

我常常跟患者說：「過敏一次，就會有第二次。」像小集這種對膠帶過敏的患者，換成別種膠帶還是有可能遇到同樣的致敏成份。

我建議患者準備一個專用筆記本或資料夾，來記錄自己曾經過敏的東西，將品牌、品項及成分都記錄下來，將來在選擇產品時才能將過敏原剔除。

擦在皮膚上的保養品，千萬不要選擇來路不明的產品。「又驗出化妝品禁用成分」，常看到這樣的新聞時，我不禁想，唉！不知道有多少人又受害了。

通常這類的保養品廣告都會非常誇大，在心動下單前，請先冷靜看看來源、產地、品牌，盡量選擇有信譽的公司吧！

彼此守護，成為溫暖的光

——圓禿 是一種錢幣形狀的落髮，和壓力的關係最密切

「我最近發現掉頭髮……」其中一位小姐姐先坐下來，指了自己的頭說著。然後妹妹就立刻幫忙翻出另一個圓形的落髮區，「我上個月發現第一個，這兩個是上周發現的。」妹妹一邊指出來，一邊告訴我。

「啊！忘記買早餐了！」看著空空的冰箱，我不自覺地大叫。看看手錶，已經晚上九點半，怪自己怎麼會忙到忘記買隔天的早餐，可是已經工作一整天，累到癱在椅子上，除非是戰爭要逃命，否則一步也不想動。

這時候，「咚咚咚！」小跑步的聲音從遠而近，「媽媽怎麼了？」忽然，弟

弟紅通通的小臉蛋出現在我眼前，睜大了眼睛看著我，關心這個正在大叫失控的媽媽，我的焦慮煩躁立刻就被弟弟可愛的舉動趕跑了。

總是惦記彼此的手足之情

「我去幫你買。」弟弟天使般的聲音救了我，看著他的背影，彷彿像發著光的小天使，還長出了翅膀，迅速的飛出門外。可是弟弟出門後，我又開始擔心了，弟弟這麼小，半夜出門會不會遇到壞人，應該不要讓他去的。

「我回來了。」好在弟弟幾分鐘後就從巷口的便利商店走回來了。

「弟弟好棒！你買了什麼呀？」我趕快接下他的袋子。

「我幫哥哥買了他最愛的白飯。」弟弟開心的說。

「謝謝弟弟。」這時哥哥也從書房走出來，哥哥平時最愛吃白飯配肉鬆。

「可是我想說你只配肉鬆好可憐，所以又幫你買了咖哩魚蛋。」弟弟一邊拿出他的愛心選物。

「親愛的弟弟，最好了！」哥哥一把抱起了弟弟。弟弟臉上的表情既害羞、又滿足。

「弟弟心裡一直想著哥哥喜歡吃什麼，弟弟最愛哥哥了！」我說著，也過去一起抱住了黏在一團的兩兄弟。

兩兄弟就像兩個發光的天使，散發出一團溫暖的火光，我的心也被融化了。只要真心相愛的人，心裡總有對方，才會思思念念著對方喜歡的東西。

我也有一個親愛的妹妹，年紀比我小，卻比我早進入職場工作賺錢，當我還在醫學院苦讀的時候，她已經過著OL生活，每天想著要穿什麼衣服，要和同事去那裡活動，儼然是個生活獨立的職場女性。忽然之間，原本是我照顧她的角色相互對換了。妹妹才發現，這個還在當老學生的姐姐，原來生活經驗這麼貧乏，於是她開始了援助行動，她去彩妝店採購時，順便就買一盒眼影給我，「我幫妳選了妳喜歡的顏色」；買衣服時告訴我：「這件衣服妳穿也會很好看，以後我們一起穿！」所以衣櫥裡有好多姐妹裝，而且我們的衣櫥是共用的，我常去妹妹的衣櫥找行頭；每次她買東西回來，眼裡總是充滿興奮和愛的光芒，開心的和我分享。我知道她一直是在心中惦記著我、惦記著我喜歡的東西。

直到現在，即便早已分住兩地，我們依舊有著很好的默契，總是幫對方買喜歡的東西。而且，我們像是有著心電感應一般，往往她還沒說話，我就知道她要說什麼；也常常打電話給她的時候，她剛好也正要打給我。

舉手投足好默契，原來是場美麗的誤會

這天，診所來了一對姐妹，兩個人都留著長度及肩的直髮，相似的臉型，精緻的眉毛和雙眼皮，口罩也藏不住優雅的氣質。「醫師，我們兩個都要看診，麻煩您了。」兩姐妹異口同聲地說，一發現說出同樣的話，又相視而笑。

好有禮貌呀！我不禁多瞧瞧她們，兩個人都穿淺色襯衫、搭配牛仔褲和球鞋，應該都是大學生吧？而且兩姐妹默契很好喔，忍不住想到我家兩兄弟，從小就因為長得很像，常被當作是雙胞胎，雖然明明大小隻差很多！

「我最近發現掉頭髮……」其中一位小姐姐先坐下來，指了自己的頭說著。然後妹妹就立刻幫忙翻出一個圓形的落髮區，「我上個月發現第一個，這兩個是上周發現的。」妹妹一邊指出來，一邊告訴我。

「妳最近壓力大嗎？是不是要期中考了？」圓禿是一種錢幣形狀的落髮，通常和壓力的關係最密切，壓力可能來自於功課壓力、工作壓力、甚至是人際關係和家庭失和等等，大學生最常見的就是考試壓力或是失戀，所以我這樣問她。

「我媽咪每天在公司工作都做不完，還要帶回家做，可是又喜歡追劇，所以常常說自己壓力很大、睡不好。」妹妹眼神不是責備，反而調皮，像是跟我打小報告。

「是妳媽媽呀？」我驚訝的問「我還以為你們是姐妹呢！」

「還有人說我們是雙胞胎呢！」妹妹開心的說。女兒不只熟知媽媽的每寸肌膚，宛如自己的身體一般；幫媽媽撥弄頭髮的動作這麼自然又疼惜，彷彿是在撫著自己心愛的洋娃娃。

看過頭皮狀況，我接著幫媽媽安排了治療計畫，又交待了照顧的細節，媽媽和女兒很認真地聆聽，「可是我的工作很多、做不完……。」媽媽無奈的表示。

「媽媽妳太要求完美，對自己太嚴格了。」女兒忍不住說著。

「要適時的放鬆和運動，愛自己多一點喔！」我提醒媽媽運動和休息也是必要的舒壓方式。媽媽看著女兒點點頭，握著女兒的手，似乎打算要好好調整生活模式了。

「我會幫忙監督媽咪，要她聽話的。」女兒也摟著媽媽的肩膀，看著媽媽的眼神充滿溫柔與關心，真的讓人誤以為是感情好、默契好的雙胞胎，或是初戀中的情侶呢！

通常在我的診間會出現的場景是看診的患者若有媽媽陪同，多是由媽媽發言，不管小孩幾歲，媽媽總是能詳細地告訴我小孩全身上下每寸皮膚發生的事，而小孩可能連媽媽今天有沒有吃早餐都不知道。甚至，有些小孩連發生在自己身上的症狀都不清楚，彷彿自己的皮膚也是媽媽的，自己只是陪著來，連回家也要媽媽幫忙擦藥。

這對母女感情可以這麼好，著實令我好奇。

微光閃耀溫暖，都是因為愛

平常都是患者或家長問我怎麼辦？現在換成我問她們怎麼辦到的？

「妳媽媽對妳的教養，和別的媽媽有什麼不同？」我先問女兒。

「我媽媽會記得我喜歡和不喜歡的東西，我也會記得媽媽喜歡和不喜歡的東西。」

「記住對方喜不喜歡的東西很重要嗎？」我問。

「相愛的人才會記住，會記住的人才是有愛的人。」

「妳是怎麼教出這麼棒的女兒？」我又問媽媽。

「我不會太嚴格去管她，其實我也不知道怎麼管教啦！我只是花很多時間陪伴妹妹。我做什麼事都帶著她，就算工作很多，時間很少，能親自照顧孩子的生活事，是多麼美好！她是我親愛的寶貝呀！」我彷彿看見媽媽口罩下嘴角隱約的笑意和溫暖的眼神。

「我一天到晚給我媽咪擁抱、親吻和微笑，媽咪說這是全世界最棒的禮物！」妹妹補充說道。

看著母女倆同時伸出手，牽著對方一起走出去，我心裡想，有這麼體貼、彼此扶持的家人，我相信，任何世人眼中的不圓滿，對她們來說一定都不是問題。

舉手投足好默契，原來是場美麗的誤會

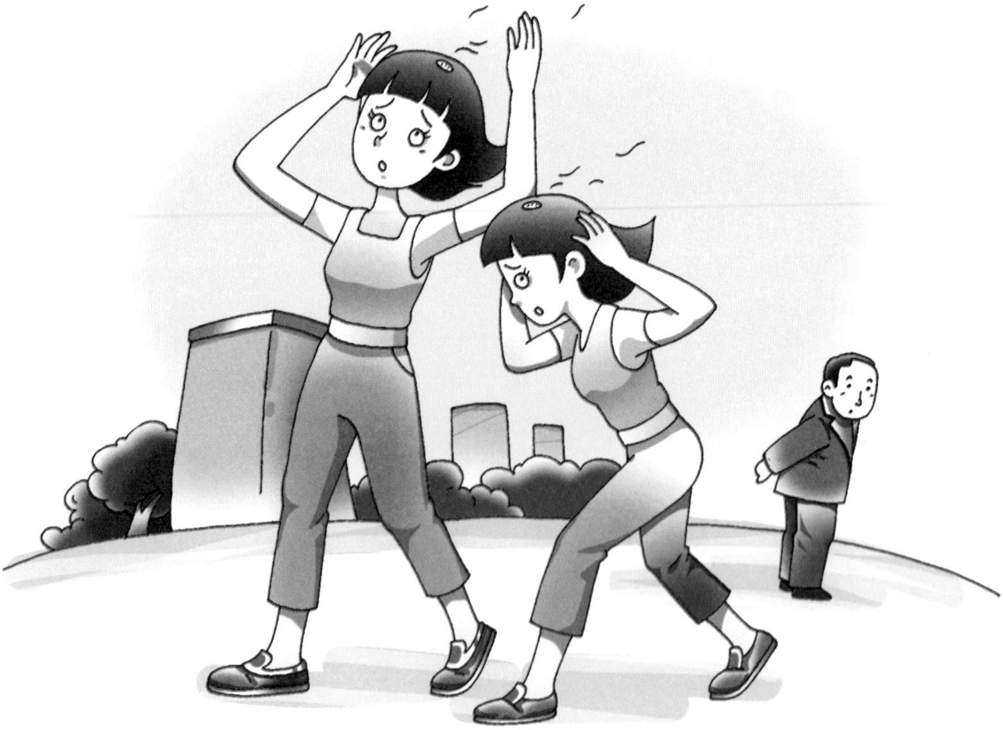

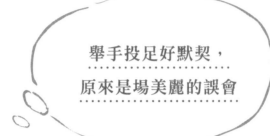

所謂的家人，我認為，是一種不管怎樣都愛對方、願意為對方付出全部的感情。有些沒有血緣關係的人，也可能有像家人般的感情；可是也有些家人，一輩子不講話，像仇人一樣。沒了愛，就不是真正的家人。有了愛，即便像火柴棒一般小的事，都能點起絢爛火焰，溫暖家人的心。

這晚，全家剛看完《鬼滅之刃》，兄弟倆熱烈的討論，遲遲不肯上床睡覺。

「快點去睡覺，不然明天爬不起來了。」我努力趕他們上床。

「炎柱最酷，而且他說『成為後輩的盾是理所當然的事』。」哥哥說。

「可是我不要他死……。」弟弟擦著眼淚。

「他會在天上保護大家的！」哥哥拍拍弟弟的頭，然後硬是抱起體重也不輕的弟弟，搖搖晃晃地走回房間。隱約還聽到小小的說話聲音，直到沒入黑夜中。

我彷彿能看見親愛的兩兄弟在黑暗的小房間中，透露出溫暖的光！

圓禿一小知識

有一天忽然被理髮師發現，頭皮上出現一塊塊錢幣狀落髮，是絕大多數患者發現自己圓禿的情況，由於不知道自己為何落髮，發現時落髮區域又已經光禿禿，神不知鬼不覺，所以又稱作「鬼剃頭」。

圓禿的形成原因除了少數是因為免疫疾病，大多數還是跟壓力有關，壓力的來源很多，可能是功課壓力、工作壓力、家庭壓力、疾病壓力、人際關係壓力、生活瑣事壓力，甚至自我實現的壓力等，常常，當我問患者最近有沒有壓力，他們的第一反應總是說：「沒有呀！」

大多數人都太習慣處在有壓力的生活中了，他們說的「沒有」，其實是指沒有「更多增加」的壓力，但是如果仔細再想想，壓力一直都是存在的。若是已經發現圓形禿而來求診，我通常會先幫患者確認沒有免疫或其他疾病的因素，再給予藥物或打針注射的治療，大多數的患者都能在幾個月內長出頭髮。然而，我希望患者不僅僅是治療這次的圓禿，如果能學習面對壓力，才不會讓圓禿再度復發。

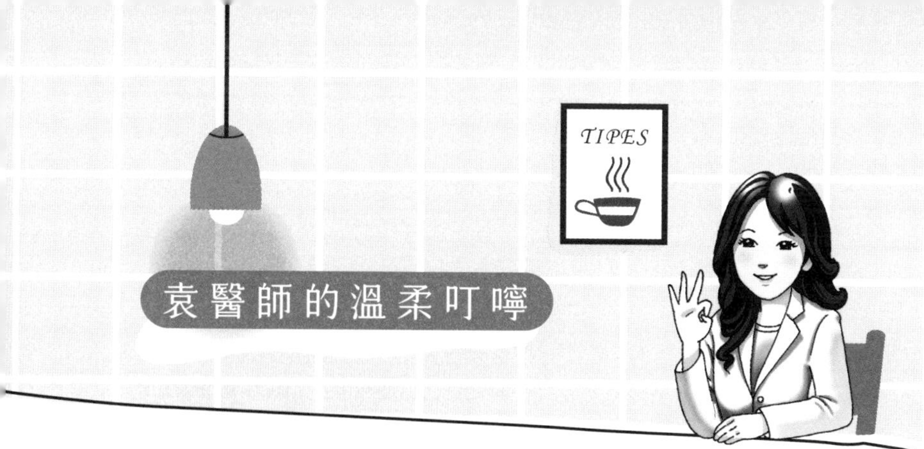

袁醫師的溫柔叮嚀

壓力的舒緩不僅僅是預防圓禿的重點，也是人生的重要課題。

先嘗試釐清自己的壓力來源，再想想要用什麼態度來面對壓力，如何與壓力和平共處，找到能抒發壓力的管道。

建議可以找到一個你喜歡的運動，把這個運動習慣固定下來，每周至少兩、三次，要持之以恆喔！再培養一種興趣嗜好，像是種花、攝影、畫畫、樂器等等，不用要求自己成為專業，只要樂在其中，可以轉換心情，放鬆緊繃的情緒，也是舒壓的好方法。（追劇、打電動、耍廢不能算喔！）希望大家都能找到屬於自己放鬆身心的方式！

簾子後的溫煦陽光

——外陰部濕疹 是女性常見問題，局部悶熱是主要發作的原因

人們有時寧願躲在簾子後頭，也不願意正視問題，直到簾子再也掩蓋不住問題時，才願意進到我的簾子。

客廳的一角，是家裡最活潑的角落，那兒有張軟軟的布沙發，布沙發背後的白色窗簾常常被風吹的微微掀動，隨之灑進的光影也跟著跳動，有時還混著下雨的溼黏、樹葉的青鮮，坐在這裡看著白色簾子和光影，時而緩慢、時而輕快，就像一群跳舞的孩子，隨著節奏踩著忽快忽慢地舞步，我看得出神，思緒也跟著簾子搖曳飄盪著，飄呀飄，飄到了幾年前……。

那時孩子還小，我到哪總是帶著他，逛街時有個小跟班，有時逛累了、腳酸了，就想躲進專櫃裡的更衣室，當服務員把更衣室的簾子拉上，簾子分成內外兩個領土，裡面的領土專屬於我，而我就是這塊領地的國王，伸懶腰、做鬼臉，不用在意別人眼光，有些更衣室還會貼心地放一張椅子，只要能坐下來，幾秒鐘也好，就能讓我因逛街而痠痛的小腿得到救贖。但是領土太小，擋不住精力旺盛的孩子，簾子冷不防地被拉上一大角，喂！國王正在脫衣服，不能偷看我光溜溜的皮膚啦！

原來我們私密不一樣，簾子後的私密話語

皮膚是人體最大的器官，它包覆著我們全身。有些被包覆在衣服裡面，有些暴露在外面。當皮膚生病要讓醫師看看的時候，問題就來了，像是露在外的手或臉，多半患者都能很自然地告訴我；可是當患者一坐下來，神情不太自然，可能就是要看衣服底下私密的皮膚，這時，我就會主動地拉上簾子。當患者確定這是安全、隱密的空間時，我就會問：「今天看哪裡？」

「我要看胸部」、「我要看下面」，我幾乎和患者有心電感應，能立刻知道他們今天是不是想看私密部位。但是偶而也會有誤會。

一個穿著夾腳拖的壯漢一坐下來就主動說：「醫師，能不能拉上簾子？」「沒問題！今天要看哪裡？」壯漢環顧四周確定無人之後，小聲地說「醫師，我腳趾長了一顆痣，能不能幫我看一下……。」

看著壯漢扭捏的表情，我忍住笑意：「先生，大家都看到您的痣了，不用害羞啦！」原來我的私密和別人的私密不一樣。

有些長在私密處的皮膚病灶，因為不好意思給別人看，往往忍到症狀很嚴重才到診所，不僅痛癢難耐，治療復原也得花上加倍的時間。像是女性外陰部濕疹，很多女生覺得難以啟齒，更是不敢讓男醫師檢查，好不容易知道我是女醫師，特地來找我，但通常是已經病發很久，癢到睡不著、抓到破皮，流出組織液、甚至感染，才鼓起勇氣來治療。

壯漢難以啟齒，
更是不敢讓醫師檢查

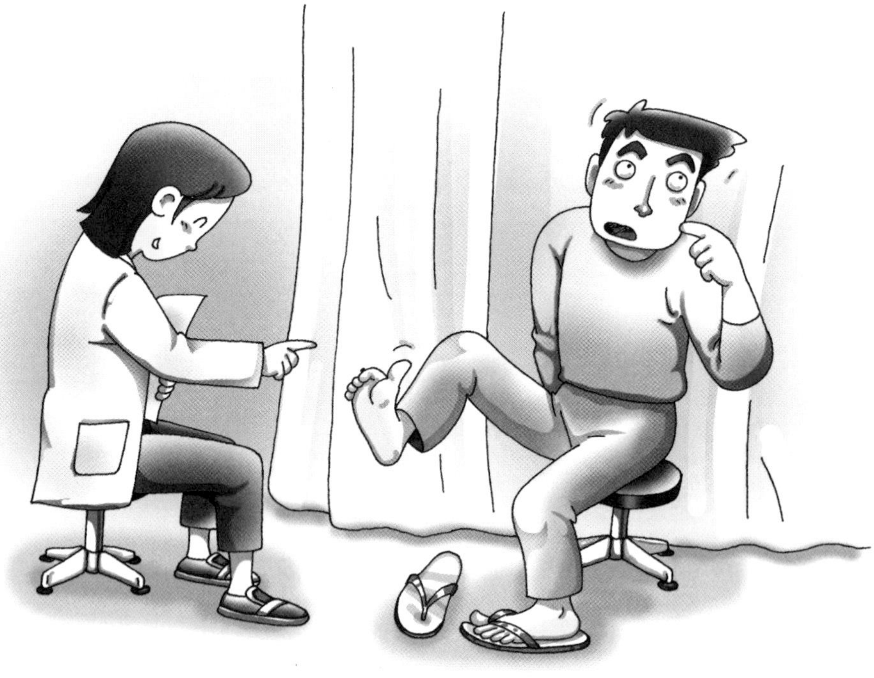

癢在私密口難開，女孩的私密問題

英英第一次來找我的時候，露出緊張的神情，沒有大多數中年婦女的淡定。

「要不要我把簾子拉上？」我問。

她沒說話，只有點了點頭。等我把簾子拉上，她頭轉了一圈確定簾子沒有縫隙之後，才吞吞吐吐地說：「我下面會癢。」

「麻煩你把褲子脫下來讓我看一下。」我一邊戴起手套。

「可是不太方便耶……。」她猶豫了。

「我們都是女生，沒關係啦！第一次還是檢查一下比較好。」我熟練地對她說。

英英穿了一件橘色緊身牛仔褲，費了點力才脫下來，沒想到裡面還有一件連身塑身衣，英英解開塑身衣上的鉤子，每解開一個鉤子，被束縛在裡面的肉肉就獲得解放，然後令人心疼的景象出現了，雖然不到血肉模糊，但紅腫破皮、乾掉的組織液把外陰唇的皮膚和緊繃的塑身內褲黏住，好不容易脫下的內褲沾了血液混雜一些黃黃的屑屑，每次上廁所都要如此費力，也真夠她難受的。

英英說：「我已經癢好幾個月，尤其晚上睡覺更癢，癢到睡不著，再不看醫師不行了。」這是標準的外陰部濕疹，而且已經拖得非常嚴重了。看診過後，我給她吃止癢的口服藥、和外陰部濕疹及傷口的藥膏，並且再三叮嚀她要穿透氣的棉質內褲、外穿寬鬆的褲子或裙子。

當天下了班，我順路去黃昏市場買菜，忽然瞄到那件橘色緊身牛仔褲，我叫了英英的名字，她沒聽到，我又繞到她面前叫她，糗了！我認錯人了！她的身型和英英很相像，難怪我會認錯。說了抱歉後，為了化解尷尬，我趕快把視線轉到別處，忽然發現市場好多和英英身形相近的女生，她們也多半都穿緊身的褲子，我不禁思考，在這個大熱天，有多少人的皮膚是受不了這悶熱和摩擦的酷刑。

女性外陰部濕疹是非常常見的病症，局部悶熱是主要發作的原因，女生因為每個月都會來一次月經，那幾天總是比較悶熱又潮濕；加上又常穿緊身褲，所以很容易復發。三天後回診，英英還沒坐下就主動把簾子拉上，滿臉開心的跟我說她進步很多了，原本尿液接觸到傷口的刺痛感降低很多，我看表皮傷口修復得很好，紅腫也少了一半。英英說她有聽我的話，改變用熱水燙私密處來止癢的錯誤動作，用溫水配合無皂鹼的清潔劑，現在洗澡也覺得舒服多了！皮膚跟樹木一樣，你好好照料它，它就長的好；相反的，如果一直破壞，樹木也會枯萎的。

彷彿簾後暖陽般溫暖人心

過了一星期，英英還沒等簾子拉好，就迫不及待地告訴我她已經好了八成，「我原本以為要離職，現在不用了！」英英說她以前在辦公室都坐不住，因為辦公椅坐久很容易悶熱，就會更癢，然後想用手抓癢又怕被發現，只能大腿動來動去一直換姿勢，好怕同事發現她怪怪的。常常，簾子外光鮮亮麗，簾子後卻是斷垣殘壁。人們有時寧願躲在簾子後，也不願意正視問題，直到簾子再也掩蓋不住時，才會進到我的簾子來。

「妳這樣還敢去上班，丟不丟臉啊！」英英說她的老公常常數落她。講到這裡，英英的眼淚已經在眼眶中打轉：「我老公最近都不願意碰我。」

「妳回去告訴妳老公，醫師說這只是濕疹，不會傳染的！」我替英英打抱不平。英英點點頭，強忍住即將爆發的情緒，我看到她欲言又止的表情，猜到她這陣子一定忍受很多委屈，希望她老公能給他多一些愛，才能彌補這些委屈無助與難過。

有時不免想，身為皮膚科醫師的我，就像是簾子後的陽光，有時是溫暖而明亮；當人們不需要時，我又太過刺眼，讓人根本不想掀開簾子。簾子後的陽光，不僅要修補人們外表的傷痕，還要把內心的碎片拼湊回去，讓人們內外完好的走出簾子，就是我的使命。或許，每個人都是童話裡的國王，希望給他人看到自己最美的一面，只是有的人被他人騙了，而有的人，被自己騙了。而我，似乎又是簾子本身。如果，我能成為一片最美的簾子，在我的病患療傷、止痛、脆弱、無助的時候，可以為他們暫時遮擋，等到他們痊癒康復，我便功成身退，讓每一位走出我的診所的人，都是坦蕩的「國王」。那麼，簾子即使不常被注意到，也能有存在的價值了。

外陰部濕疹－小知識

外陰部的皮膚是非常嬌嫩敏感的，如果緊繃、悶熱、潮濕或摩擦都會引起外陰部搔癢，外陰部搔癢常見的疾病包含外陰部濕疹、過敏、黴菌感染或其他感染，由於成因不同，皮膚科醫師會區分不同的疾病給予不同的治療。

對於容易外陰部搔癢的女性，建議平常少用護墊，可以選擇透氣柔軟的棉質內褲，減少皮膚的悶熱及摩擦。若像英英這樣分泌物較多，會沾染到內褲的話，一天可以換兩三件棉質內褲。若是月經來時，衛生棉也要勤換，選擇棉質表層的衛生棉也比較不會刺激皮膚。

只要是外陰部有搔癢的問題，都要避免穿緊身褲或久坐沙發椅，這會讓陰部更加悶熱、而造成搔癢加劇。

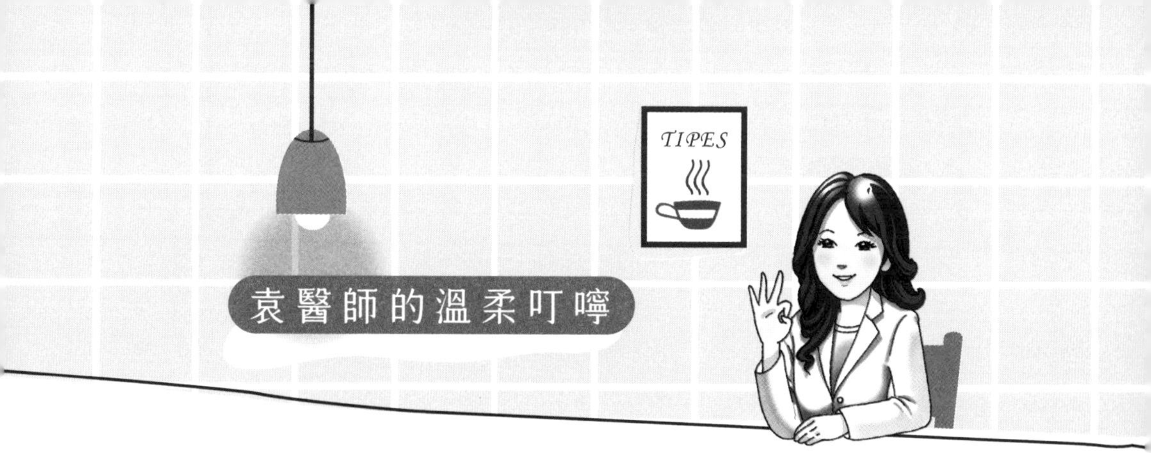

袁醫師的溫柔叮嚀

以前長輩都教我們內衣褲不能大剌剌的晾出來，所以很多女生習慣把內衣褲晾在浴室，但若浴室不通風，反而容易滋生黴菌。我見過內衣褲上長了黑色黴菌斑，還繼續穿的患者。

建議內衣褲要晾在戶外通風處，日常以五～七件輪流替換，並且三個月替換一次，以免內褲縫隙藏汙納垢、容易滋生黴菌，嬌嫩的外陰部要好好呵護喔！

同樣是濕疹，長在身體不同部位要擦不同的藥膏，當外陰部搔癢時，千萬不要拿手部濕疹或其他濕疹的藥膏來擦，嬌嫩的私密處要用嬌嫩的藥膏啦！

很多女性由於病灶長在私密處而感到害羞，不敢向外求助，選擇忽視和忍耐，但是姑息養奸的結果反而造成發炎更嚴重。其實皮膚科醫師常常處理這類疾病，都會特別謹慎保護患者的隱私，也會盡量讓患者覺得輕鬆、不尷尬。

如果眼神會說話，那會不會說謊呢？

——異位性皮膚炎 遺傳機率高，症狀表現就是「癢」

皮膚上的問題我可以處理，但是這盤根錯節的心結，不是一時能解。如果不處理的話，這異位性皮膚炎怎麼也好不起來。要解開這心結，我建議媽媽找專家做親子心理諮商。

晚上九點多，路上的人車漸漸少了，四周也變得安靜起來，風吹著樹葉的沙沙聲反而變得吵雜，像是在大禮堂中，全校學生都在竊竊私語般，從這些嘰嘰喳喳的樹葉縫隙中，透下的光影也跟著開心舞動著。

「叩！叩！叩！」突然有人敲窗戶的聲音，把我拉回現實，我開車停在路邊正等著朋友拿東西給我。有位中年男子敲著我的車窗，他騎著摩托車，後座還載著一名中年女子及一副拐杖，我以為他要我把車往後面開一些，好讓他把車騎上騎樓，於是我低頭要去推排檔桿把車子後退，「叩！叩！叩！」他又敲了車窗，並示意要我搖下車窗。我有點猶豫，畢竟現在還是常有勒索搶劫的新聞。

他是個皮膚黝黑、身材微壯的中年男子，方臉大眼，眼神看起來並非凶神惡煞，反而有點像在乞求。「難道是要問路呢？」我心想。再怎麼樣，帶著拐杖的殘障人士應該不會攻擊我吧！而且說不定真的需要我的幫忙。

我喜歡看人的眼睛，眼睛似乎能說話或輔助說話，雖然我不會讀心術，但是區分好人或壞人，還是有幾分準確度吧！

於是我又觀察一下他後面載的婦女，同樣也是個皮膚黝黑、身材微胖的中年婦女，露出在衣服外的手臂，有一塊塊紅疹和黑色色素沉澱。她也定定地注視著我的眼睛，她的眼睛圓圓大大的，長長濃密的睫毛，青綠色斑駁的舊眼線，即便夜色幽暗，我依然感覺到她乞求的眼神，帶著幽幽微微的期待，而且似乎有磁性，像磁鐵般吸住我的眼睛。

這樣有磁性的眼神，似曾相識，讓我想起了那個女孩。

眼神之間流露的真實情感

那一天，診所來了一位可愛的小女孩，白淨瓜子臉，像個精巧的芭比娃娃，有著大大眼睛和小巧的嘴巴，身材在二年級中算是輕薄，灰色小蓬裙搭配內搭褲，既有氣質又顯可愛。小女孩的眼睛黑白分明，眼尾上勾，十足的東方小美女。

第一次來，她眼神不見疑懼，只是靜靜地看著我怎麼和她媽媽對話，這樣的孩子多半去過很多醫院或診所、見過很多醫師，更是聽過很多相同的衛教了。所以當我告訴她和媽媽要如何照顧異位性皮膚炎的時候，她也沒有什麼反應。

小芭比的媽媽也有個五官精緻的瓜子臉，身材勻稱，每次見到她都是輕鬆打扮，但即便是T恤牛仔褲，也是滿滿的優雅與氣質。媽媽告訴我之前不順利的就醫經驗，口氣是平穩的，沒有不滿或憤怒的情緒，我可以感受到她的好修養。

媽媽說：「該注意的，我都注意了！像是全家都換抗塵蟎的寢具、定期打掃、買空氣清淨機，這些能做的，我都做了，還能再做些什麼？」

看著這位媽媽說話的語氣以及眼神，我相信她什麼都願意買、什麼都願意做，只要能讓女兒好起來。

接下來幾次回診，隨著小芭比的逐漸進步，大家都很振奮，媽媽告訴我：「朋友介紹我來的時候，想說姑且一試，沒想到進步很多！」

其實是媽媽願意認同我、也願意改變生活習慣與治療方式，才會成功的。

看得見的皮膚狀況，看不見的情緒勒索

「今天老師給我們看的電影很無聊……」小芭比漸漸會主動和我聊天，「我早上也都有擦乳液喔！」小芭比看著我，眼神帶著幽幽微微的期待，而且似乎有磁性，像磁鐵般吸住我的眼睛，我竟然感覺到一絲壓力，趕忙稱讚她。

「嘻嘻」她回報以燦爛的笑容，眼神似乎還有些讚許，似乎在讚許我有正確回答她想要的答案。

但好景不常，過一陣子小芭比的異位性皮膚炎又開始惡化，媽媽無奈地說小芭比常常不願意配合擦乳液和藥膏，坐在一旁的小芭比，還是用那種幽幽微微的期待眼神看著我，多年看診經驗，我在心裡響起了一陣細微的警報聲。我再次鼓

勵她要認真治療，而這次她只有淡淡地說「好」。

我很好奇小芭比態度的轉變，於是私底下問了媽媽，媽媽說小芭比在家裡根本完全不是這個樣子，真實的狀況是，小芭比只要有一點不開心，就會對媽媽生氣，尤其是媽媽如果要她讀書或是要求她生活常規，小芭比就跟媽媽大吼，然後當著媽媽的面，摳抓自己的皮膚。

這完全出乎我的想像，一個天使般可愛的小女孩，怎麼面露凶光和媽媽吵架，怎麼會用力摳抓自己的皮膚到鮮血直流，怎麼會用這麼極端的方式對媽媽情緒勒索。媽媽也受傷了，被這樣反覆折磨，再堅強的心也承受不了。

「那這時候妳都怎麼辦呢？」我震驚的問。

「我會沒收她的玩具、或是端走她喜歡的食物來處罰她，可是沒有用！」媽媽惱怒的說。

「她在學校也會這樣嗎？」我接著問。

「我怕她在學校丟臉，特別請老師幫我盯緊。我還列了一張她不能吃的食物和不能碰的東西清單給老師。她知道我每天都打電話給老師，也跟很多同學的媽媽保持聯絡，如果她有不乖，回家之後我會處罰她，所以她不敢亂來。唉……醫師妳不知道我整天的心思都在她身上。」媽媽告訴我，她為了小芭比做了好多好多的事。

這下我大概知道小芭比情緒起伏的源頭了，媽媽對小芭比的管教非常焦慮，盯得很緊，又常常用指責來表達她的關心，所以兩個人很容易變成僵持不下的場面。我想小芭比的壞脾氣是被養成的，說不定她也不想，但是不知道怎麼辦，只能在情緒上需索無度，而媽媽也心力交瘁，無計可施。

從小芭比的言行看來，這個惡性循環恐怕是根深蒂固了。

之後的回診，我思考著如何幫助他們，我對小芭比說：「媽媽很愛妳，妳讓她幫妳擦藥好不好？」同時，我也對媽媽說：「妳照顧的很好，小芭比進步很多。」我試圖從小芭比的眼神中想看出什麼，但那幽幽微微的期待減少了，取而代之的是冷漠。小芭比似乎要對我關上心房了。

皮膚上的問題我可以處理，但是這盤根錯節的心結，不是一時能解。但是，若不處理的話，這異位性皮膚炎怎麼也好不起來。要解開這心結，我建議媽媽找專家做親子心理諮商。媽媽拒絕了我，她說，現在已經有社工介入了。

「因為小芭比打了家暴專線！」媽媽說，兩天前，小芭比因為不滿媽媽要她讀書，小芭比又開始摳抓皮膚，媽媽抓住她的手不讓她抓，她就更生氣，還大聲喊叫。小芭比的叫聲驚動了鄰居，鄰居也過來關心，這時，小芭比趁媽媽不注意，就去撥打家暴專線，警察也前來了解情況。雖然媽媽跟警察解釋沒有家暴，但因為鄰居們也都聽到小芭比的喊叫聲，所以警察還是安排社工訪視。

解鈴還需繫鈴人，皮膚的狀況也是

之前媽媽說話常常眉飛色舞的，現在神情已經失去光彩，眼睛也一直飄向別處，一副心神不寧的樣子。看得出媽媽對於教養的無奈和灰心，而且還要應付警察、社工、鄰居的側目等壓力。我很心疼小芭比的媽媽，因為我也是個媽媽，可以理解她的心情。同樣的，我也知道除了她自己以外，沒有別人可以幫忙。她必須「願意」接受幫忙。

接下來有一陣子小芭比都沒有回診，我心裡不時惦著她。

有一天，小芭比的媽媽來了。她告訴我他們要搬到花蓮住，因為要應付的人很多，大家壓力都很大，所以想到新環境重新開始，而且她覺得東部的汙染較少，對小芭比的病情比較好。

「我的女兒需要我的愛。」、「我會把她照顧好的！」、「不管怎麼樣，她都是我的寶貝。」媽媽的眼神有些疲憊，但卻是堅定的。

回想起她們剛來看診時，我只在意小芭比，卻沒有關注到媽媽，也許媽媽的眼神早就透露出什麼，也許小芭比的眼神流露出的期待、讚許、黯淡、冷漠，都是我錯誤的解讀。

我喜歡從眼神裡認識一個人，但在那當下，我卻懷疑起我自己。

那一夜，喚起了記憶中熟悉的眼神

好久沒再見過跟小芭比一樣的眼神了。

直到此刻，九點多的夜街路邊，這個坐在摩托車後座的女人，手上有異位性皮膚炎的明顯痕跡，露出與小芭比相同，幽幽微微、期待的眼神，回憶湧上來，讓我還是禁不住把車窗打開。

「可以借我五百元嗎？」那女人看著我的眼睛說。

「什麼？」我以為我聽錯。

「我有癲癇，現在要去醫院，但是錢帶不夠，想跟妳借五百元。」男女兩人一起很誠懇地跟我解釋。

我不敢相信，多年過去，這兩雙相同的眼神裡，竟存在著同樣的情感勒索。

或許是因為錯過了小芭比的遺憾，我明知這件事情的真實性微乎其微，但依然狠不下心來拒絕。我看著他們，準備要掏錢。忽然，我朋友來了。

「又是你們這兩個，前幾天才看到你們在這裡騙錢！」我朋友對著他們大叫。

聽見朋友吼叫，摩托車前座的男子油門猛催，一下子揚塵而去。竟然，真的是詐騙！頓時我心底一陣淒然，我不是善於看人眼神嗎？

朋友叨叨絮絮說著這兩人的「豐功偉業」，我望著他們遠去的方向，心裡百感交集，到底是我們不願意幫助他們，或是他們不願意幫助自己呢？

與朋友道別後，我放開手剎車，將車子從路邊緩緩駛入車道中，道路上的熱鬧樹影現在看起來份外寂寥，就像禮堂裡的孩子不知在什麼時候全都一哄而散。握著方向盤，我幽幽地想著小芭比和她的母親，不知道他們現在如何了？

如果眼神真的會說話，它會不會說謊呢？

異位性皮膚炎—小知識

小芭比的異位性皮膚炎，應該是遺傳自父母，父親或母親其中之一，有異位性體質，孩子罹患異位性症狀的機率，便有四成之高，若是父母親皆有異位性體質，孩子患病的機率則有八成。異位性體質除了好發異位性皮膚炎，另外，過敏性鼻炎、氣喘或過敏性結膜炎等疾病，也很容易上身。看診期間，我詢問小芭比的父母都有過敏性鼻炎，所以小芭比有異位性體質的機率很高。

小芭比剛來門診的時候，和一般異位性皮膚炎患者相同，皮膚表現是以急性期的紅疹為主，加上脱屑以及因搔抓產生的傷口組織液和結痂，經過幾次治療後，紅疹消退、傷口也收乾修復，只剩下顏色暗灰的色素沉澱。

異位性皮膚炎的症狀表現主要是「癢」，常會因為外界環境、溫度、過敏刺激而發癢，誘使患者忍不住摳抓，甚至連睡覺時也會因為癢而無意識搔抓，這點須非常注意，因為過於頻繁與用力的搔抓，患部上容易有脫屑、傷口和滲出液，即使病程緩解後，也會留下色素沉澱，不可輕視。

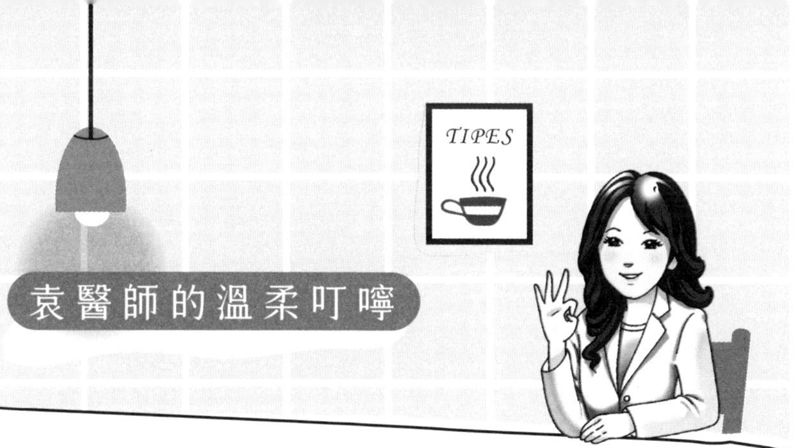

袁醫師的溫柔叮嚀

不少父母知道孩子的異位性體質是源於自己，往往心生愧疚，基於補償心態，總是任由孩子予取予求，慢慢的親子關係產生錯誤的傾斜，變成孩子在上、父母在下，是孩子對父母的情緒勒索，孩子若得不到所求，便暴躁易怒，作息不定，顯露在皮膚上的病徵便會越加明顯，畢竟，雖然眼神有可能會說謊，但皮膚卻往往是最誠實的。

親子關係都是長時間累積而成，很多不由自主的慣性反應要改變不容易，如果有覺得卡關，建議找相關心理諮商師來幫忙喔！（給爸爸媽媽們加加油！）

愛自己，就能擁有自己魅力
——不是傳染病，只因黑色素脫失而產生的 白斑

找回了自信，堅信「喜歡自己，就有魅力」。愛自己，也讓自己更有勇氣面對生命中的磨難。

溫妮．哈洛（Winnie Harlow）是亞買加裔的加拿大人，四歲的時候，在她亞買加血統的棕色皮膚上，開始出現一塊一塊白色斑塊，因此被診斷出白斑症。這是一種發生在皮膚上的慢性疾病，症狀是黑色素脫失，導致膚色產生明顯不均勻的斑塊。

原本，活潑開朗的哈洛，並不覺得自己和他人不同，自從上學之後，開始被

同學取笑，他們叫他乳牛，對著他發出「哞哞」的乳牛叫聲，甚至還被暴力圍毆。哈洛除了感到難過、絕望，曾經也想過要自殺。經過了一段時間，哈洛漸漸找到自己，她曾在訪問中提及，要讓自己活得更好，才能不被其他人所擊倒。哈洛找回了自信，堅信「喜歡自己，就有魅力」。愛自己，也讓自己更有勇氣面對生命中的磨難。如今，她是全球知名模特兒，二〇一四年《名模生死鬥》第六名，二〇一五年ＢＢＣ巾幗百名之一。在二〇一七年獲得英國雜誌《Glamour》頒發的年度魅力女性特別獎。

身上的獨特印記，難解的人生課題

白斑，就像修正帶，塗在紙上一塊塊的，可以遮去錯誤的筆跡，如果在白紙上，比較不明顯，但若在有色紙上，修正帶似乎就成了錯誤本身，讓人很難不去注意。相較其他膚色的人，白斑落在白皙的皮膚上，通常比較不明顯，而我由於皮膚科醫師的訓練，對細微的色差依然有敏感的覺察。

我曾在診間遇過一個女孩小穩，她第一次來診所的時候，我就注意到她的手臂顏色不太平均，但當時她並不是為此而來的。小穩的膚色在台灣女性中算白皙，比較接近日本人的膚色。

剛生完第一胎的小穩略顯福泰，掀開胸罩，豐腴的乳房上，紅腫破皮的乳頭讓她非常不舒服，忍著痛親餵寶寶，寶寶每次又把她咬傷。加上第一次哺育寶寶的不知所措，小穩有些產後憂鬱症的狀況，經過幾次回診，我也以過來人的角度和她分享照顧寶寶的經驗，小穩的乳頭問題解決了，情緒也穩定很多。隔兩年再見到她，她已回到職場，也不再哺育母乳。比起兩年前，小穩消瘦許多，臉色有點蒼白，稀落的眉毛和微下垂的眼尾，畫了眉毛、貼了雙眼皮膠帶依然遮掩不住疲憊。

這次，她是為了白斑而來。

其實小穩在大學期間就已經發現手臂出現白斑，當時她的男朋友有錯誤認知，以為白斑會傳染，就拋下小穩離開了，她足足難過半年才走出失戀的傷痛。為此，她還特地去刺青，選用最接近她的膚色去填滿白斑，好似這樣就不會被發現。

就像在皮膚塗上修正帶一樣。

說來幸運，那幾年，小穩的白斑沒有持續擴散，感情生活得以順利發展，終於幸福地步入禮堂，也當了媽媽。然而，丈夫並不知道小穩有白斑的問題。或許是因為自卑，或許是因為對於白斑症的無知，或許是因為愛。小穩選擇了隱瞞。可是，去年開始，白斑又在小穩的頸部和胸部出現，被小穩的丈夫發現了。剛開始，丈夫也把小穩當作是傳染源頭，不願意碰她，經過小穩一再解釋之後，丈夫雖然知道白斑不是傳染病，但還是無法接受。

「他說我騙他，根本不想聽我說話，也不跟我說話！」小穩講著講著，眼淚就掉下來了。原本，丈夫對小穩非常呵護，小穩的個性很溫和，對丈夫百依百順，兩人感情相當好，即便有了小寶貝，也還像婚前一樣，兩人常常推著嬰兒車一起去散步。發現小穩的白斑症狀後，丈夫便常常藉故不回家吃晚餐，小穩注意到自己用過的餐具，丈夫也都故意不碰。丈夫一回家，沒有跟她打招呼，直接把自己關在書房，不再躺沙發看電視，小穩想進去書房跟他說話，就直接被轟出來。小穩覺得自己並沒有做錯事，但卻不知該怎麼跟老公解釋，常常委屈的躲在被子裡偷哭。

一支支箭疏離和冷淡，刺傷了小穩的心

「我好難過，晚上都睡不好，上班、甚至照顧小孩的時候常常恍神。」小穩的眼睛像壞掉的水龍頭般，淚水流個不停，她覺得他們美好的婚姻生活被自己的白斑毀了「我也想過自殺，可是想到孩子還小，不能沒有媽媽。」

「很怕同事和朋友發現，我都穿高領衣服，或用絲巾圍住脖子。」小穩因為擔心被同事排斥，也盡量不參與同事聚會。

看著小穩淚潸潸的泣訴遭遇，讓我想起了名模哈洛，在網路上第一次看見哈

洛照片的時候，我的視線遲遲不能離開，我真佩服她的勇氣。嚴格說起來，哈洛深淺不一的膚色，真的不能說是很好看，但卻能傳達出一種價值：每個人應該相信並且珍愛自己的身體，只要自己喜愛，就是美。

要像名模哈洛一樣，從自卑變成自信需要多大的勇氣？是美，使哈洛擁有自信？或是自信，讓哈洛變美呢？身為皮膚科醫生，我知道天生好看不好看，都只是醫學上的基因組合，很看運氣。但這個運氣，會影響一個人一生看待自己的方式，卻是無庸置疑的。哈洛運氣不好，但她努力使自己更好。我也一直在努力，使我的患者變得更好，不僅是美，更是充滿自信，因此，我希望小穩也能找回自己的魅力。

我建議小穩一邊治療白斑，也一邊找心理諮商師協助，小穩需要重新找回自信。身為皮膚科醫師，我知道皮膚是非常社交的器官，許多人在這上頭占盡優勢，而另有更多的人，深受皮膚狀況所擾，甚至影響了人際關係與生計。像小穩這樣的女孩，溫柔善良，但是皮膚生來如此，她們又是何辜呢？我常常想，如果周圍的人都不用異樣眼光看待他們，那他們就不會自卑，也無需治療了。

白斑一小知識

人類的膚色是由黑色素的數量及分布狀況決定的，可以呈現出白種人、黃種人、或黑人等，如果沒有了黑色素，那皮膚看起來就會像白紙一樣白，這就是白斑的原因。

大多數的白斑沒有特定的疾病造成，只有少部分與免疫疾病有關，小穩是和大多數患者一樣沒有特定疾病的這一類。有時白斑會處於快速生長期，這時白斑可能在幾個月內擴大面積或數量增多；有時則會進入靜止期，白斑停止生長，讓我們以為就要痊癒。不過目前造成生長快慢的原因不明，所以也還沒有辦法讓白斑永遠不再生長。醫學界至今一直在找尋解方，雖然沒有百分之百根治的治療，還是有很多方法可以刺激黑色素生長，恢復原本膚色，建議跟您的皮膚科醫師討論最適合自己的治療喔！

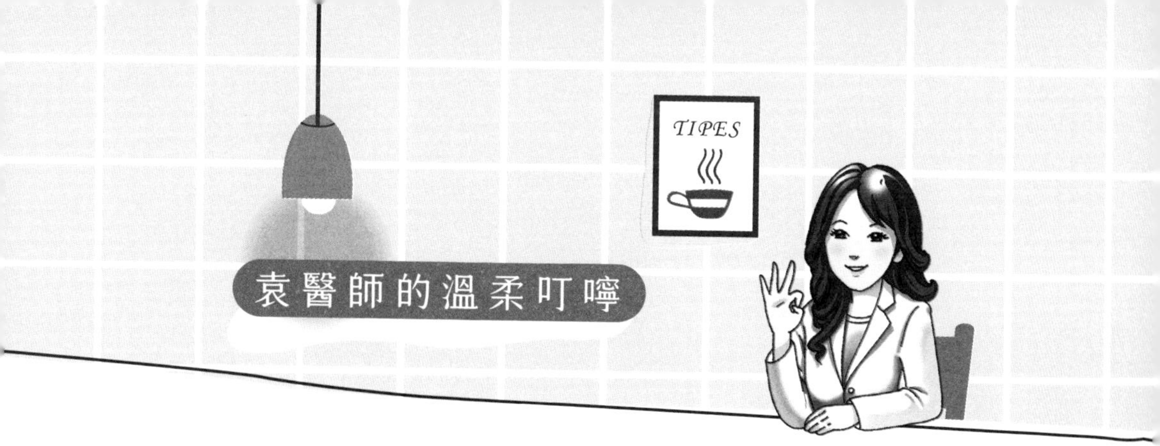

袁醫師的溫柔叮嚀

雖說白斑不治療也沒關係，但是外觀上的不同常常會帶來負面的心理影響。

若是不想承受別人異樣眼光，也可以選擇白斑專用的遮瑕膏，或許在大眾面前會自在些，減少不必要的困擾！

每一個人在世界上都是獨一無二的，形體外貌的差異是必然的，這也是這個世界美好的原因。

我很喜歡的英文歌《Scars to your beautiful》歌詞說到：「你不必改變什麼，世界可以改變它的心態。」每個人、每種樣貌都應該得到相同的尊重，如果可以欣賞別人的與眾不同，我想，必定可以看見這世界更多的美好。

愛看病愛拿藥的晉爸

——乾癬 是常見慢性病，雖不會傳染，但會搔癢難耐

「久病成良醫」是晉爸最自以為豪的，「我乾癬三十年了，什麼治療沒做過，什麼藥沒用過，我的身體我最清楚了」。聽到像這樣吆喝般的爽朗口氣，大概就是他的狀況比較穩定，正享受著戰勝乾癬的快樂。

走出便利商店，一轉彎，碰上一顆黑黑的後腦勺，周遭籠罩著一團白色煙霧，像是核爆蕈狀雲般緩緩擴散升起，我下意識地先吸一口氣，然後閉氣快步走過，忽然聽到一聲「袁醫師」，轉頭一看，晉爸揮著左手，笑咪咪地跟我打招呼，我立刻注意到他的右手腕不自然的向後彎著，手裡似乎藏著什麼，他見到我警戒的眼神，表情馬上轉變成不好意思的尷尬「嘿嘿」，像是做錯事的小孩被老師抓到一樣。

晉爸是我開業第一年就來看診的老朋友，五十幾歲的年紀不算老，但以十幾年來看病的年資算資深的，他第一次看診時就毫不諱言的說：「我就是要來看美女醫師，全台中的女醫師我都看過了。」他說得大方，反倒是我小心翼翼的，要求跟診護理師全程在旁。晉爸很愛開玩笑，後來我才發現這已是他最大尺度的玩笑話了。

晉爸是個一根腸子通到底的人，嗓門很大，常常腳還沒踏進門就聽到他的聲音，「好熱喔！你們要不要吃冰？」這是他打招呼的方式，比大聲公還大聲的嗓門，連坐在最裡面診間的我都聽得到。站在櫃台前，他總是伸長了頭往內探，一個個叫名字和我們打招呼。不像其他患者乖乖坐在候診椅等待，他永遠站在櫃台跟大家聊天，有時都已經叫到他的診號了，他還捨不得進診間。每天都在外面跑業務的晉爸一身黝黑，站起來跟我差不多高，總是一件 POLO 衫搭上黑色垮垮的打褶西裝褲，配上黑色皮製涼鞋。POLO 衫的口袋永遠都有一包香菸，常常一掀開衣服，香菸就跟著掉下來。

「好熱喔！」

晉爸的嗓門比大聲公還大聲

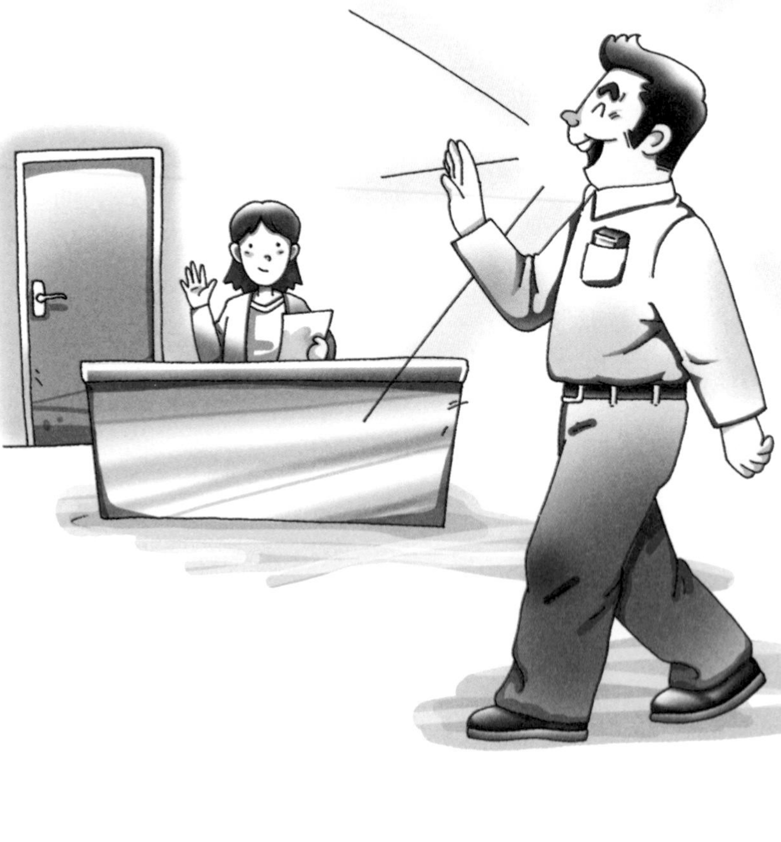

「久病成良醫」是晉爸最引以為豪的，「我乾癬三十年了，什麼治療沒做過，什麼藥沒用過，我的身體我最清楚了」。

「妳就給我一條綠色的身體藥膏和一罐頭皮藥水」聽到像這樣吆喝般的爽朗口氣，大概就是他的狀況比較穩定，正享受著戰勝乾癬的快樂。

愛看病的晉爸，半夜不睡，病不離身

「唉！袁醫師，藥再加強一下！」晉爸下彎的嘴角，吐出沒力的聲音。原本已經略顯下垂的眼尾好似綁了鉛球般，眼尾和眉尾都被拖下兩階。老患者嘛！我當然了解他。

「最近和網友聊得開心嗎？」那是流行網路交友的時期，晉爸每天半夜忙著聊天。

「昨晚麻將有贏嗎？」那陣子流行線上麻將。

「最近看什麼劇？」後來流行半夜追劇，晉爸也不服老的，和年輕人一起追劇。

半夜不睡覺，乾癬當然會惡化。不只我了解他，其他診所的醫師也了解，因為他也常去其他診所求治乾癬。

「我吃妳的藥，擦A家診所的藥膏」、「我來妳這裡照光治療、吃B家診所的藥，擦C家診所的藥膏」不僅作息不太正常，晉爸連療程也是看心情隨意混搭。

「你這樣不行啦！要依照一家的醫囑，這樣才能評估藥物的效果，和進步狀況。」我知道狀況後，曾很慎重的叮嚀他，只是，不知道他聽進去了幾成。

有次我接到健保局通知，晉爸一年內總看病次數過高，我才知道晉爸這麼愛看病，除了看皮膚科的乾癬之外，還有其他內科慢性病、偶爾的感冒或痠痛等，一星期總要上診所幾次。真不知道，看病對他而言有什麼樂趣。

「我上次開給你的藥效果好嗎？」

「沒效。」

「你有吃嗎？」

「沒有。」晉爸毫不掩飾、大方的說。我旁邊跟診護理師忍不住笑了出來。

「你家裡有多少藥？」我猜他家應該有很多沒用完的藥。

「就要存一些藥，萬一不舒服可以吃。」他強詞奪理的說。

「可是，現在健保這麼方便，你一不舒服就可以馬上去診所看病，不需要囤藥啊！而且，每次的症狀不一定相同，以前的藥現在可能沒用喔！」我跟他解釋這樣的想法不正確，而且健保資源有限，拿太多用不完是浪費的行為。

晉爸是個固執的人，我們這樣的對話常常上演，情形卻仍舊不變，有時除了跟晉爸講道理，還得哄哄他。為了他，我簡直使出渾身解數。

不只皮膚問題，還有生活大小事

晉爸消失一陣子，日子在忙碌看診之間流逝。有一天，晉爸突然又出現了。看到他的時候，我嚇了一大跳，他整個人瘦了一大圈，身體顯得虛弱無力，已經沒有力氣站在櫃台吆喝，而是一屁股摔進候診椅，他的兒子小晉，小心翼翼的服侍在側。原來他被診斷出肺癌，這段時間他做了手術加化療。

「我的乾癬還是很嚴重！」晉爸把 POLO 衫掀起來讓我看他的肚子，又是一包香菸從上衣口袋掉出來，他慌忙地撿起地上的菸。看著他撿菸的動作，我又想起那天在便利商店轉角遇上他的畫面，他明明知道抽菸不好。

「你肺癌還抽菸啊？」我訝異的問他。

「我戒了啦！」晉爸一副不以為然。

「戒多久了？」我追問。

「今天早上開始。」晉爸嘻皮笑臉的說。聽到他這麼說，我的心裡又好笑又好氣，怎麼有人能這麼振振有辭的說出口。

「他每天都在戒菸。」小晉一付無可奈何的搖著頭。

「我知道你們要說什麼啦！抽菸會得『肺癌』，反正我都得了。」

我看著眼前這對父子，認識他們十幾年了，說得誇張點，小晉幾乎是我看著長大的，我想著可以怎麼幫助他們呢？

「小晉，上次介紹的女生有繼續聯絡嗎？」我心念一轉，不再勸說晉爸，而是向小晉詢問。之前晉爸一直擔心小晉交不到女朋友，總是拿手機中的小晉照片給我們每個人看，要我們幫他介紹女朋友。於是我們診所的小天使介紹她同學與小晉認識。

「我們交往了，現在她是我的女朋友。」小晉給我看了女友照片，微笑說著。

「你不是說等小晉結婚後，還要幫小晉帶小孩？你身體不趕快養好，小晉光照顧你都忙不過來，怎麼敢生小孩。」順著小晉的話，我板起臉來認真的對晉爸說。

「……」晉爸先是一愣，接著說，「妳講的也對啦！好啦！我真的今天開始戒菸了。」晉爸點點頭說。

十幾年了，喜歡聽到你開心吆喝的聲音，希望這次戒菸是真的，要堅持下去！

● 乾癬一小知識

像晉爸這種斑塊狀的紅疹、加上大量白色皮屑的乾癬，是五種乾癬分型中最常見的尋常性乾癬，大約占九成的比例。乾癬是一種常見的慢性病，雖然不會傳染，不過，患者常常因為搔癢覺得不適、以及暴露在衣服之外的紅疹影響外觀而需要就醫。

乾癬惡化的原因有熬夜、感冒、手術、生產、壓力大或過勞等抵抗力降低的狀況，還有像是肥胖、抽菸、喝酒、食用過量燥熱補品等，也會造成乾癬久病不癒。盡量避開這些肇因，多運動，讓身體維持在良好的狀態、抵抗力增加，才能預防乾癬惡化。

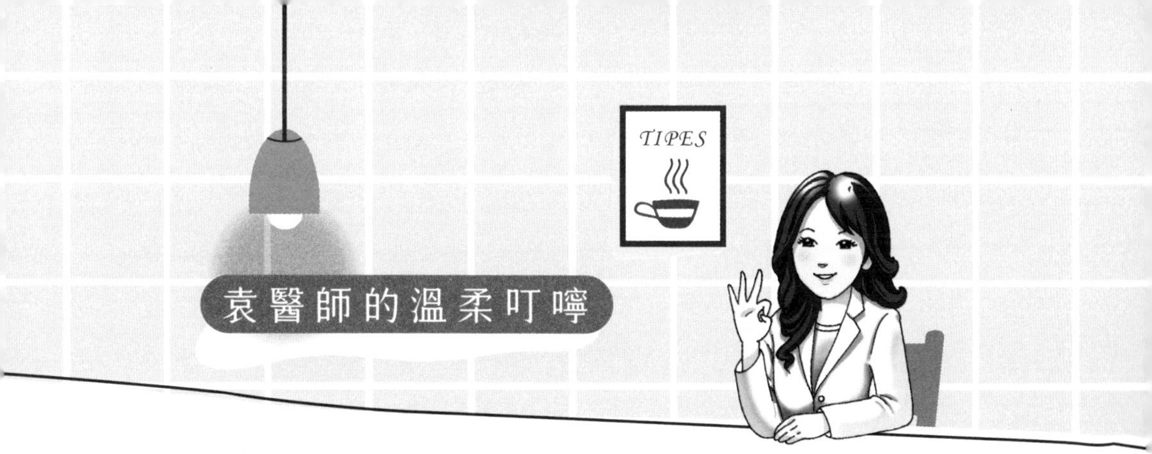

乾癬是慢性病，很多患者因為常常復發，而漸漸對於治療失去耐心、甚至放棄治療。

其實，與乾癬和平共處並不難，首先，每一次發作的初期就要趕快治療，不要讓乾癬大發作起來才處理，否則有些嚴重的患者，因為皮膚大面積脫皮，皮膚障壁破損，導致身體水分大量散失，需要住到醫院的加護病房。

另外，若是沒有好好治療，長期下來也可能會併發指甲病變、或乾癬性關節炎。

在預防上，平常就要避開惡化原因，飲食清淡，不要隨意進補，養成良好的生活習慣，不熬夜，還要培養規律的運動習慣，維持健康體重。抽菸和喝酒會讓乾癬惡化，所以請記得「薰莫閣食，酒袂閣焦～～（台語歌《浪流連》）」。

親愛的 Mary，一切都會過去的

——治療黃金時間短，免疫力低下會讓**帶狀皰疹**伺機而動

手握方向盤，在大雨模糊的視線中，閃避著倒下來的路樹和大型垃圾。我不禁想著，這不就是人生嗎？我們都想好好掌握自己的人生，但就是會遇到很多阻礙，有時根本也沒有別條路可以選擇，只能努力往前走。

車上廣播著颱風已經要登陸，風雨越來越強，我在風雨中奮力前進。那是個週末傍晚，應該是人們出遊回來的時間，可是路上人車稀稀落落。

那天下午，接了一通電話之後，我立即出門，到診所完成視訊看診手續，拿好藥師配好的藥，往大坑的方向前進。路上幾乎看不見其他車輛，颱風就要登陸，

大家都躲在家裡了吧！

車子的雨刷忙碌的擺動，仍然揮不開傾盆而下的大雨，模糊的視線分不清是窗外還是眼裡。

待人始終如一的真摯，相知相惜的情誼

十幾年前，我正在籌備我的診所開業，我依著名片上的電話打給 Mary。Mary 是一家藥廠的業務代表，我向她訂了幾瓶大包裝的藥膏，當時的藥膏還是需要分裝的，也就是我們要自己把藥膏從大罐子挖到小藥盒。診所開張的頭一天，來了不少患者和親友，同事們忙進忙出，根本無暇理會剛送來的大包裝藥膏。

「我來幫忙。」耳邊傳來 Mary 的聲音。

她原本只是來恭賀我們開幕，看到我們人手不足，主動進來協助藥師分裝藥膏至小藥盒，貼上標籤。

我從診間拉簾望向藥局，Mary 穿著正式西裝外套，配上窄裙套裝，腳蹬高跟鞋，她烏溜溜的長髮，眼神專注，兩隻手侷促的擠在小檯子上忙碌。看著這幕的我心想，這人是很閒嗎？

Mary 還趁空檔幫我招呼客人，關心同事，我們就只是間剛開幕的小診所，也只跟她訂了幾瓶藥膏，是奈米級小客戶，一般業務根本不放在眼裡，她卻大力幫忙，讓我很感動。

Mary 工作能力強，精明幹練，重要的是，她始終保持著謙和的態度，熱情待人。初認識她我就知道，這樣的人不會屈居在小池子裡，一定會飛向更廣大的天空。

果然，很快地，Mary 憑著優異的工作表現，被挖角到更大的國際型藥廠，不再負責我診所的區域。轉戰國際藥廠的 Mary 並沒有忘記我，偶爾還是會進來診間，看我有沒有需要幫忙。

Mary 溫柔解人，總是兩三句話就猜透我的心；她笑起來眼睛彎彎的，上揚的嘴角推起兩頰，鼓鼓的，好似裝滿了元氣。因為年紀相差不多，我和 Mary 很快就成為好朋友。我們兩個身高、體型接近，一起走在路上，有幾次還被認為是姐妹呢！後來我們乾脆就自稱是吃貨姐妹，有陣子常常相約去新開的餐廳踩點。

在兩三年之間，她又被挖角到更大規模的世界級大藥廠，不再負責皮膚科相關的藥物，還被派到外地。工作繁忙讓我們的交往變得如水一般清淡，但聯繫一直都在，偶爾相約見面，依然是元氣滿滿的吃貨姐妹。

我珍惜著她待人始終如一的真摯，對於友情的認真。

回想起那年，我去考台中市街頭藝人考試，項目是我已經練習三、四年的長笛。猶記那是個豔陽高照的日子，市民廣場上人山人海，有準備考試的藝人、各項評審和圍觀的群眾。我正在準備時，Mary 忽然出現，帶來冰涼涼的飲料給我和團員們喝，前前後後幫我們調整音響，招呼遊客，關注打分老師的移動位置，直到我們順利吹完長笛組曲。

這件事，讓我意外又感動，記憶深刻。心想著，這樣的朋友一定要相知到老。

有一天，我聽到 Mary 以前的同事說到她留職停薪，正在休養中，趕緊打電話給她，才知道她竟罹患了子宮頸癌。

「我現在在化療，很瘦，頭髮掉光光，不要讓妳看到醜醜的樣子，所以沒告訴妳。」Mary 帶著一點歉意，氣若游絲的說。我明白，體貼的 Mary 是怕麻煩別人、怕別人為她擔心，所以沒告訴我。雖然她沒說太多，但我畢竟是醫師，知道第四期的子宮頸癌預後不太好，這會是一條辛苦的路。

好在，幾個月後，Mary 回復工作，我們又開始約吃飯，雖然沒有以前烏溜溜的長髮，但是我看她的肌肉和頭髮都長回來，說話也有力氣，笑起來還是兩頰鼓鼓，很替她開心。那年，她還來參加我們長笛團在中山堂的演出，她說等她再好一些，也要一起來吹長笛。

在那之後大約有一年多的時間，因為我去新加坡讀書，再加上疫情的關係，長笛課也取消了，我們就這樣有好一陣子沒有聯絡。

那束永生花，蘊涵了深切的祈願

這天，手機響了，Mary 罕見的打電話來。

「袁醫師，請妳幫我看看，我的背這樣是不是帶狀皰疹？」傳來的照片裡，有幾群紅色斑塊，上面帶著小露珠樣的水泡，這是典型的帶狀皰疹沒錯，但令人心驚的是，那一群群小水泡底下的皮膚乾乾、皺皺又扁扁，肋骨一根根彷彿突起在皮膚上，我感覺她整個人小了一號，身上的皮就像一件過大的衣服掛在瘦衣架上。我心裡驚呼一聲，是什麼把妳折騰成皮包骨？

「妳怎麼瘦成這樣？」我訝異的問。

「這次很不樂觀，轉移到腹膜，影響到整個消化系統，進食狀況時好時壞，常要靠靜脈營養注射維持。」Mary 猶豫了一下，才告訴我。原來這半年，癌細胞又偷偷轉移，造成更多問題，為了這些加諸的併發症，她已經進出醫院很多次。

「我拿帶狀皰疹的藥去妳家，順便去看妳。」我立刻決定取消晚上的行程，冒著颱風大雨也要去看看她。帶狀皰疹的治療黃金時期就是前三天，否則水泡會越長越多，更何況 Mary 是因癌症而免疫不全的人，免疫系統不好，皰疹病毒更容易擴散。

「不要啦！我已經瘦到皮包骨，頭髮也掉光光，真的不想讓妳看到醜醜的樣子。」Mary 竟然堅持完美形象，都什麼時候了！這次，換我堅持她一定要立刻吃藥。

遠離市區，前往大坑的車上，我手握方向盤，在大雨模糊的視線中，閃避著倒下來的路樹和大型垃圾。我不禁想著，這不就是人生嗎？我們都想好好掌握自己的人生，但是就是會遇到很多阻礙，有時根本也沒有別條路可以選擇，只能努力的走到目的地。越想，我心裡越難過，揪心的感覺油然而生。

在醫院看過很多生死，以前的我覺得，哪天輪到我的時候，我會很爽快地放棄積極治療，選擇安寧治療，希望能有尊嚴地走完最後一程。可是，要維持這尊嚴可真不容易。Mary是我的朋友，看著她從好好的，充滿元氣，圓鼓鼓的一個女生，被折磨成現在這個樣子，真是於心不忍。

當下，真希望我不是醫生，真不想要知道那麼多。

雖然，知道這種遠端轉移的癌症希望渺茫，未來的日子所剩無幾，但還是期盼有奇蹟降臨，所以我好希望她再努力，我們還能有機會一起吃大餐。

到了她家，整理好情緒，拿出手帕擦乾身上的雨水，才按下電鈴，應門的是她先生，把我帶到Mary的房間。Mary戴著頭巾和口罩，口罩輕輕的飄在鼻子上，幾乎戴不住，原本應該支撐在下方的兩頰肉肉不見了；兩眼附近的肌肉也減少，眼睛變得好大，整個臉好像就剩下眼睛了。

看著那雙眼睛，我瞬間想起第一天見到的她，在我們藥局櫃檯前幫忙分裝藥盒，那時她體態勻稱，臉型飽滿，眼神是銳利而專注的……。而現在，只剩下那雙眼睛了。

躺在床上的 Mary，看到我來，用手肘撐住床，奮力的想把身體頂起，我趕快上前扶她。碰到她的身體，我嚇了一跳，得很努力克制才能忍住不縮手。怎麼能這麼輕！一個只有骨架的身軀，輕得不像一個成人。幫她調整了一個舒適的姿勢，我先看了她背上的帶狀皰疹，交代她藥物怎麼使用，然後就坐在她床邊，陪她聊聊以前的事和最近的事。

我送了一束永生花給她，裡頭當然有很深的期待。

聊天中，我注意到她梳妝檯上擺著一個熟悉的小物，是一隻陶瓷製品，吹著長笛的小兔子，那是有一年我去日本旅遊時帶回來的。

初秋的天空藍藍的，我走在京都的老街中，一間擺滿小玩偶的店吸引了我，看到櫥窗內陶瓷燒製的小兔子，圓嘟嘟的臉好可愛，一整排小兔子拿著長笛吹奏，每隻兔子都穿不同顏色的背心，有種正經又俏皮的感覺，於是我帶了一隻黃背心小兔子給 Mary，自己留一隻藍色的。我還記得 Mary 看到小兔子時歡喜的表情，跟我一樣愛不釋手。那時候的我們好開心，天空好藍，日子好美。

雖然我們都避談那即將到來的結果，但我們都心知肚明。我很想跟她說，等妳好了，我們再一起去吃大餐，還要一起吹長笛，到處蒐集可愛的長笛小物，上次妳說好想跟我去新加坡，我也想帶妳去。但是，不知道為何，我怎麼也說不出口。

懷著惆悵，我向她道別。

剛要進去 Mary 家之前，我堅定的告訴自己一定要忍住不能哭，她是個貼心的人，萬一我哭了，還要她反過來安慰我，那怎麼行。我終究是忍住了，可是才上車，眼淚就像瀑布一樣掉了下來，止都止不住。我坐在駕駛座上久久不能動作，車窗外狂風暴雨，汽車雨刷一動也不動，看著模糊的擋風玻璃，這個世界，怎麼能有那麼多讓人流淚的事。

Mary，再見，我們一定會再見，妳的溫暖會一直存在我的心中，就像我帶給妳的永生花一樣。

帶狀皰疹—小知識

帶狀皰疹的俗稱是「皮蛇」，是由水痘病毒引發的疾病。生平第一次的發病是長出水痘，之後水痘病毒會躲在身體的神經節中伺機而出，第二次之後每次的發作則是長出帶狀皰疹。

病毒會趁我們免疫力下降的時候跑出來作亂，像是過度勞累、開刀手術、癌症患者、或是因免疫疾病使用免疫抑制劑的患者。帶狀皰疹的的症狀會發生在身體單側的某一區塊，出現紅疹和水泡，呈現帶狀分布，常常出現抽痛、酸麻、癢等神經症狀。

這些皮膚上的水泡，在治療後會慢慢變乾和結痂，之後則自然脫落，恢復正常皮膚。過程中，不要將水泡弄破，以免留下凹陷痕跡。

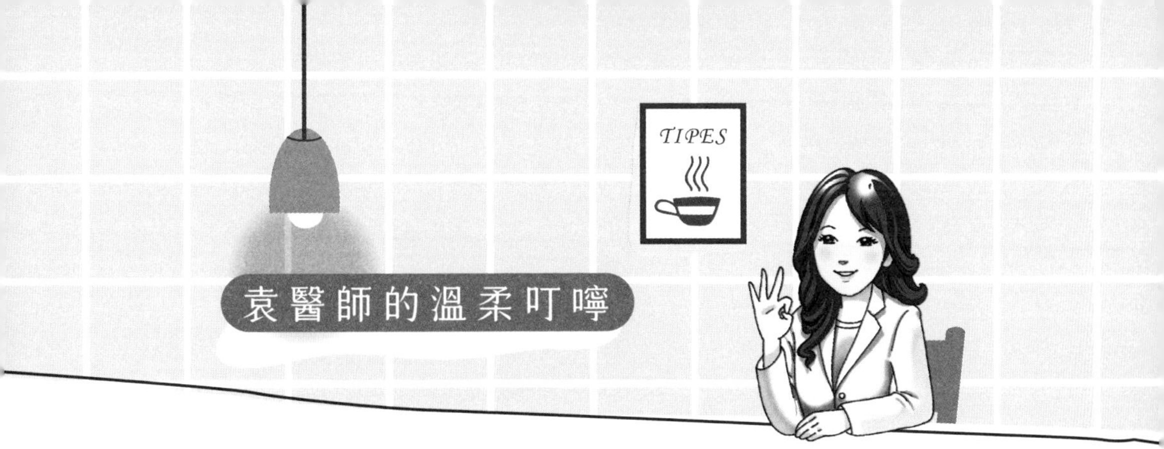

袁醫師的溫柔叮嚀

「皮蛇」這個病名讓很多長輩感到恐慌，都是因為「皮蛇長一圈會死」的傳言。

古時候沒有治療的藥物，如果剛好患者免疫力差，水泡擴散到身體不同區塊，確實容易併發肺炎或腦炎而致死。不過，現在帶狀皰疹的特效藥已經普及，只要及早治療，死亡率是非常低的。

帶狀皰疹初期通常只有某一區塊的疼痛感，若是長在頭上常被誤以為是偏頭痛；若是長在胸部就可能被誤認為是心臟問題；過了幾天水泡長出來之後，才真相大白。

癌症患者在治療期間因為免疫低下，很容易被各種病菌感染，可能幾隻小小的病菌在身體裡就會引發大爆炸。

所以在自己有感冒等感染症狀時，千萬不要去探訪癌症患者；若要帶伴手禮，不要帶生食或沒有完全煮熟的食物，也不要帶鮮花，以免把病菌帶進去喔！

Part 2

所有表面，有溫柔相待

臉紅紅的大熊先生

——臉紅、頭皮雪花飄飄，作息不正常引起的**脂漏性皮膚炎**

「我已經癢好幾年了！」大熊先生竟然假裝沒事的繼續說著他的症狀，但是我的腦袋想的是萬一他沒拿到錢，等警察來的時候會不會生氣開槍，電影裡的壞人甚至還會挾持人質，我越想越緊張。

早上一開門就被一股冷風定在原地，果然如同低溫特報預測，冷風直鑽入我層層外套、毛衣、發熱衣，凍得我直發哆嗦。好不容易掙扎著出了門，到診所門口發現汽車、摩托車整整齊齊排成一排，不像平常汽機車毫無章法併排在一起，我納悶著是不是要修馬路？我進了診間，還是一如往常地接待一個又一個的患者。一個平頭男子，大步走進來，無論是體型、或是步伐都非常有份量，那種粗壯和壓迫感，讓我不得不中斷上一個患者病歷的書寫，趕緊抬頭看看是何方神聖。

診間瀰漫著不安氣氛，內心上演各種劇場

這位大哥用力拉開椅子，大喇喇的坐下來。他黑黝的膚色配上全身黑衣，彷彿日本吉祥物「熊本熊」，這位大熊先生坐在相對小張的椅凳上，頭重腳輕的模樣，顯得非常滑稽。大熊的嘴巴不停地咬著口香糖，在忙著咀嚼的空檔吐出幾個字「臉會癢，硞硞扒」（台語），他的手一邊指著臉，還順便抓癢了幾下。

其實他不說，也看得出來，臉紅得不正常，而且還有很多白色的脫屑，幾乎整張臉都是紅的，比起「熊本熊」只有兩頰紅紅，坐在我面前的大熊先生還略勝一籌！只是大熊先生沒有熊本熊的圓圓臉，而是一張有陵有角的方臉，配上粗粗的眉毛，單眼皮底下的眼珠子直挺挺地盯著我，我感到一股凶煞之氣，原本輕鬆的氣氛忽然緊張了起來。

我看著他，他也看著我，我們就這樣無聲地對望著，四周的空氣彷彿瞬間凝結。大熊先生似乎察覺到我們的不安，趕緊說話來打破僵局「啊……我猶有身軀會癢（台語）」，接著拉開他的黑色外套，把毛衣掀起來，露出肚子給我看，但是我眼睛被一個黑色的物件吸引住，那個東西掛在他側腰的皮帶上，乍看像個電動工具，上頭還有個黑色的握把。天啊！竟是一把槍！我嚇了一大跳，全身僵硬，連喉嚨都卡住，說不出話來，腦中想起以前聽過的可怕故事，有黑道大哥找上開業的醫師，囂張的會把槍直接放在桌上；客氣一點的會翻開衣服，讓你看到衣服下的槍，然後就會開口說一個數字，那就是他要勒索的金額。

「不會吧！怎麼會找上我？」內心上演各種劇場的我在心裡大喊，連忙用眼神暗示跟診的護理師去報警。

「我已經癢好幾年了。」大熊先生竟然若無其事的繼續說著他的症狀，但是我的腦袋中各種想法不停縈繞，想的是萬一他沒拿到錢，等警察來的時候會不會生氣開槍，電影裡的壞人甚至還會挾持人質。我越想越緊張，越是說不出話來。

「啊……我猶有身軀會癢（台語）」
黑道大哥找上開業的醫師？

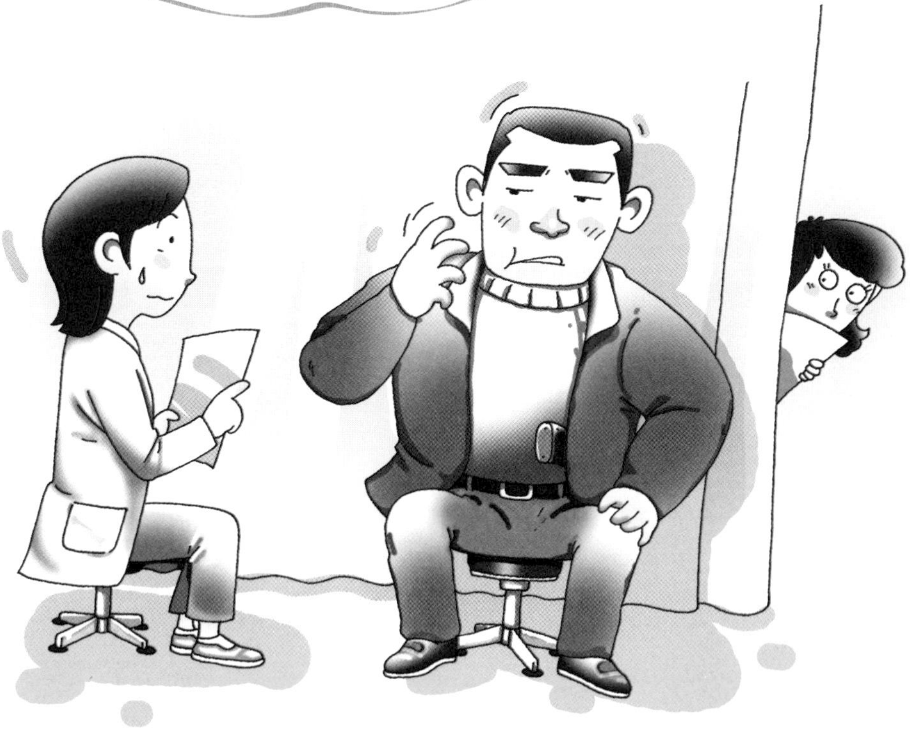

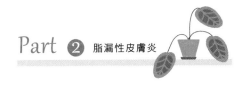

「袁醫師！」這時候，隔壁診的曾醫師探頭過來，呼喚著我。看到曾醫師，我就像看到救星一樣，身體沒那麼僵硬，卡住的喉嚨，終於可以說出話，我趕緊轉移話題：「這是我們的曾醫師，私密處給我們的男醫師看一下。」其實我們看患者是不分性別的，但是這時候我得找人幫忙。曾醫師在這裡任職幾年了，外冷內熱，是我們診所的暖心直男，他的出現簡直就像是急流裡的浮木，讓我大大的鬆了一口氣。

大熊先生總是臉紅紅，有著常被誤會的困擾

趁著簾子拉上，我趕快要大家把所有的門窗打開，並且在警察到來前小心謹慎，不要驚動到大熊先生。接著，我小心翼翼地坐回我的位子，沒想到曾醫師已經跟大熊先生聊起來了。仔細一聽，竟然在聊寵物友善旅店。大家都知道曾醫師愛狗，幾乎每張照片都有狗，曾醫師也愛旅行，常常帶著狗狗一起旅行，但是眼前這位大熊先生竟然也是愛狗人士，真是出人意料啊！我不禁想起《終極追殺令》

這部電影裡，尚雷諾演的那位殺手，永遠照顧著一盆萬年青。

「你怎麼知道我們診所的？」我趁他們話題的空檔，想問出大熊先生的來意。

「我常常臉紅，被當作酒駕，所以我們所長才介紹我來找你。」大熊先生說。

「你們所長是誰？」我很納悶，何時開始，黑道的老大也稱所長？

「三分局的啦！」大熊先生說。

「我們旁邊那條路、彎過去的那一間派出所嗎？」

「對啦！每次執勤抓酒駕的時候，我常常反被民眾投訴說我臉紅紅，為什麼警察自己可以上班喝酒？醫師，你一定要把我治療好！」大熊先生又盯著我了。

「呼！原來大熊先生是警察，不是要來勒索的，嚇死我了！」我心想大熊先生長得一副兇惡的臉、粗魯的動作和講話，加上那把槍，怎麼看都像是壞人，一點也不覺得像是人民保母。

「你這是脂漏性皮膚炎，要認真吃藥擦藥，很快就可以改善了。」我終於可以放鬆、從容地跟大熊先生講話了。「以後要早點睡，才可以預防再復發喔！」

「早點睡！」我又說出了同樣的叮嚀。

「哪有可能！我們警察輪班常常半夜要值勤……。」大熊先生抱怨著，嘴裡的口香糖嚼得更大力了，彷彿金魚的嘴動個不停。我突然對他感到很同情。

其實，有許多患者很想把疾病治療好，也願意改善生活習慣，但是總有些不可控制的原因阻礙著，像是輪班性質的工作，就很難固定十一點睡覺。每一個黑夜，還有這麼多人民保母在辛勤工作著，我們才能安安穩穩的睡覺，他們真的是燃燒自己的生命，照亮著大家。想到這裡，我身為一個皮膚科醫師，自然也要努力為他改善皮膚狀況，還他「清白」。

不一會兒，穿著制服的警察進來了，一進門就看到大熊先生，制服警察拍拍大熊先生的肩膀說：「啊！你在這裡啊！那我們就不用來了啊！」接著又問我們

「有人報警，發生什麼事？」

「真是對不起……。」我支支吾吾的，只好把剛才誤認大熊先生是壞人的糗事說出來，我真心覺得很對不起大熊先生，把人民保母誤認為壞人，而且還麻煩其他警察白跑一趟。他們應該會很生氣吧！

沒想到，大熊先生大笑一聲，其他制服警察也跟著笑了出來，「沒關係！警察要長得比壞人兇，這樣壞人才會怕啊！」大熊先生反過來安慰我。

最後，大熊先生和曾醫師又交換了很多狗狗經才開心地離開，看著這兩個人站在一起，真是強烈的對比！希望下回見到大熊先生的時候，已經變成臉不紅的「熊本熊」了。

等到大熊先生離開之後，我才想起忘了問他一個問題，他是怎麼讓門口的車子變得整整齊齊的？

脂漏性皮膚炎－小知識

脂漏性皮膚炎是一種容易復發的濕疹性皮膚病，最常發生在臉部及頭皮，臉部皮膚發紅、有時會有脫屑和癢感，如果出現在頭皮，頭皮屑會增加，量多則會有雪花飄飄的困擾。

常見的誘發原因像是熬夜、壓力、情緒和辛辣刺激的飲食，簡言之就是多數不正常的生活習性，都會造成免疫力下降，反應在皮膚上，尤其在季節交替的時候會更加重。

另外有一種嬰兒型脂漏性皮膚炎，好發於一歲之前的寶寶，多半是緣於媽媽來的雄性素，刺激皮脂腺分泌旺盛及油脂堆積，漸漸形成一顆顆像菠蘿麵包的「乳痂」。

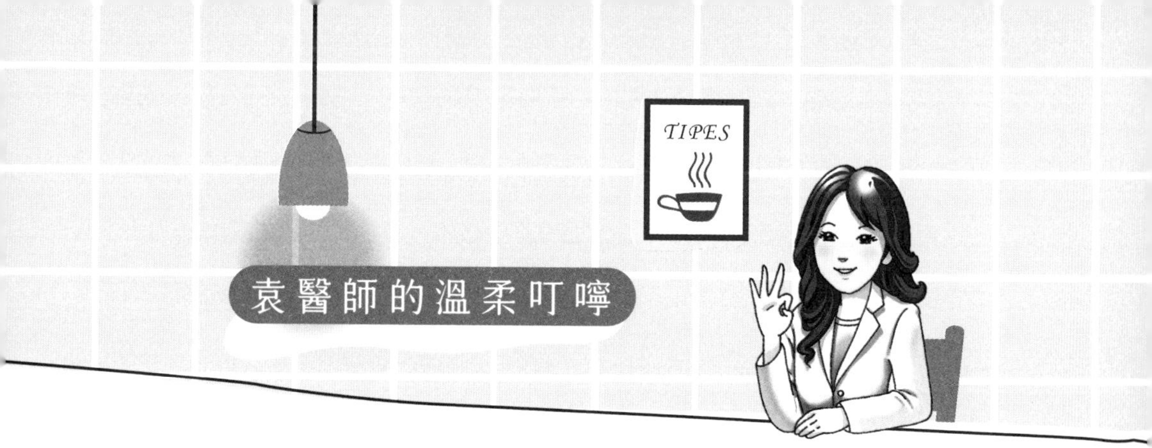

袁醫師的溫柔叮嚀

患有脂漏性皮膚炎的人，有年年遞增的趨勢，主要是現代生活忙碌緊張，大多數人長期處於壓力大和失眠的狀況，其實很多醫師自己就患有脂漏性皮膚炎，只要熬夜開刀、熬夜趕報告或論文，臉上的紅疹就跑出來做怪。

重點就是要準時睡覺、舒緩壓力、少吃辛辣刺激的食物。（好啦！不要太殘忍，如果實在忍不住，吃一口就好喔！）

若發現皮膚有異常狀況，一定要提早治療，千萬不要放著不管，否則皮膚長期發紅、微血管擴張久了，會產生酒糟，治療起來會更加棘手。

我都會提醒患者要積極治療，每天按時吃藥、擦藥，才能盡快退紅喔！

不可一世的大帝，也許不是你所想像
——失眠、過度勞累、壓力大 單純性皰疹 就會找上門

我曾經診視過許多患者，他們往往看不破這道理，一旦身體忙壞了，便什麼都沒了！我總是語重心長地如此叮嚀著。

我們走進一間寬敞的寢室，一個無數水晶組成的吊燈掛在寢室中央，四周牆壁是一片片金色雕刻的掛版，地上鋪著手工編織圖騰的地毯，十來張金邊扶手椅，包覆著玫瑰花圖案刺繡的綠色絲絨布，無比精緻豪華。寢室的左邊是一張床，深綠色的床單上面繡著深淺不一的玫瑰花，深綠色的帷幔彷彿林中的樹木，躺在上面就像是睡在美麗的花園中，在樹蔭下，聞著花朵的香氣，一定很快入眠，連作夢都是跟花仙子在花園嬉戲呢！如果床單能夠飄起來，上面的玫瑰花灑滿空中，

該有多浪漫呀！一邊參觀這富麗堂皇的寢室，我不由得羨慕能夠睡在這上面的人。

「這間是拿破崙的寢室。」解說員小張仔細地解說。

小張走在前面，我們尾隨在後，他認真的為我們導覽法國巴黎的楓丹白露宮，從拿破崙最愛的盤子、寶刀、拿破崙和家人的畫像，到每一個房間的設計擺飾，都讓我瞠目結舌，這些美麗又豪華的物品，果然是一國之主才能擁有的。

「但是拿破崙一生都在打仗，其實很少回來他精心整修的楓丹白露宮睡覺，大部分的時間都睡在戰場的帳篷裡。」小張指著其中一間展示廳內的帳篷說著。

這個展示廳展示著當時拿破崙帳篷的復刻版，就只是簡單的布棚搭起的篷子，而這些美麗的房間以及寶物，當然沒辦法搬到戰場，所以即便他坐擁這麼大的宮殿，實際上卻住得比平民還簡陋。

坐擁江山，卻未必擁有健康

「據說拿破崙一天只睡三小時，就征服了歐洲大陸，除了白天打仗，晚上還得處理軍中事宜，頭腦還是很清楚，果然是個狂人。如果一般人早就累癱了！」

小張說得口沫橫飛，我心裡卻想，這種生活品質，就算能征服世界，身體狀況一定不會太好。

每天熬夜，睡眠時間不足，免疫力一定會下降；打仗的運籌帷幄也會造成心理壓力及焦慮；上了戰場，三餐飲食不正常，腸胃道疾病肯定會找上他。種種心理因素影響身體，身體再回饋給心理，這些惡性循環，值得嗎？我在心裡衡量著。

「我最近幾天也只睡三小時。」我還在胡思亂想，忽然聽見小張說著他自己的情況，還露出討拍的眼神，「因為我每天凌晨都要跟亞洲客戶開會，白天又帶團。」我們團員趕快拍手鼓勵小張。

小張是個盡責的解說員，他個頭不高，笑稱自己跟拿破崙一樣是個矮子，他總是穿著 POLO 衫配上皺褶西裝褲，揹著兩個袋子，一個是裝解說耳機器材的斜掛帆布包，一個是裝旗子的寬口大購物袋，沉重的壓著他的身軀，使得不到三十歲的小張看起來比實際年齡大很多。小張原本就在法國讀博物館系，是專業的博物館解說員，再加上性格熱情大方，讓整個參觀過程變得有趣生動。

忽然，我注意到小張嘴唇邊的水泡，那是由幾顆比西米露還小的的水泡聚集在一起的唇部皰疹，這證實了我的看法。

工作衝衝衝，皰疹找上門

唇部皰疹一般在失眠、過度勞累、壓力大的時候很容易發作，許多人容易忽略，有時還會變成皮膚潰瘍，需要更久的治療期。

「在我的字典裡，沒有難字。」小張說他將拿破崙這句名言當作自己的座右銘，所以他的工作態度永遠是衝衝衝，而這樣奴役身體的結果，就是每當忙碌之際，唇部皰疹就常常復發來攪局，最近一年已經發作超過十次了。他嘴上說沒關係，看起來卻挺介意的。

幸好，我出門旅行的時候總是帶著一點隨身藥物，既給自己備著用，有時也能幫助到同行的友人。我表明自己是皮膚科醫師的身分，並把帶來的藥給小張，叮嚀他以後不要那麼拼命，要多愛自己、多休息些。千萬別像拿破崙，連年征戰，累到沒時間睡覺，忙到無法回家，無法安穩地躺在那華麗舒適的床，這樣，就算他征服了全世界，又有什麼用呢？

看著那片沉重的綠色帷幔，恐怕從來沒有被掀開飄揚過，心裡突然有些唏噓，同情起拿破崙。也許，拿破崙也有著皮膚的困擾，不過這已無從查證，從保留的畫作中看到的拿破崙帥氣英挺，畢竟是帝權的時代，畫師不可能畫出皇帝的病徵呀！

小毛病帶來的反思，凡事適度就好

生命只有一回，江山卻會易手，財富也不是永恆的，幸好我只是個普通老百姓，不是某某皇帝，也沒有偌大的企業版圖需要維持，可以誠實的關照自己身體，而不是過度使用，讓它超過負荷。我曾經診視過許多患者，他們往往看不破這道理：「一但身體忙壞了，便什麼都沒了！」我總是語重心長地如此叮嚀著。當生命走到了盡頭，不知道拿破崙是怎麼看待自己的？他是否感到孤單？會不會後悔不曾好好的生活、好好的對待自己呢？我不禁又陷入了浮想。

旅行過後幾天，小張傳訊息來謝謝我，他的唇部皰疹都好了。他說，我的提醒讓他有了不同的思考，他決定要調整工作內容、改變作息時間，好好把身體顧好。我看了很開心，回給他一個大大的讚。

這世界上也許會少了一位大企業家，但應該會多一位皮膚健康的人。

單純性皰疹—小知識

有兩種皰疹常常會被患者混淆，那就是單純性皰疹和帶狀皰疹。其中，單純性皰疹比較常見，大多數的成年人都曾經長過，而且發作機率很高，有人一年復發十次以上。這是一種叫做單純性皰疹病毒的微生物所引起的感染，最常發生於嘴部、或生殖器附近，產生群聚狀的水泡或潰瘍，常會合併疼痛感。由於病毒會躲在身體的神經節中，在免疫低下的時候開始活化而發病，像是睡眠不足、感冒、月經、日曬等等。

皰疹發病期間盡量避免直接或間接接觸，像是唇部皰疹要避免親吻、共用餐具和毛巾；生殖器皰疹要避免各式性行為、並配戴保險套。單純性皰疹並不是難以救治的病症，也不代表患者生活不檢點，只要小心應對，便可以有效預防傳染。

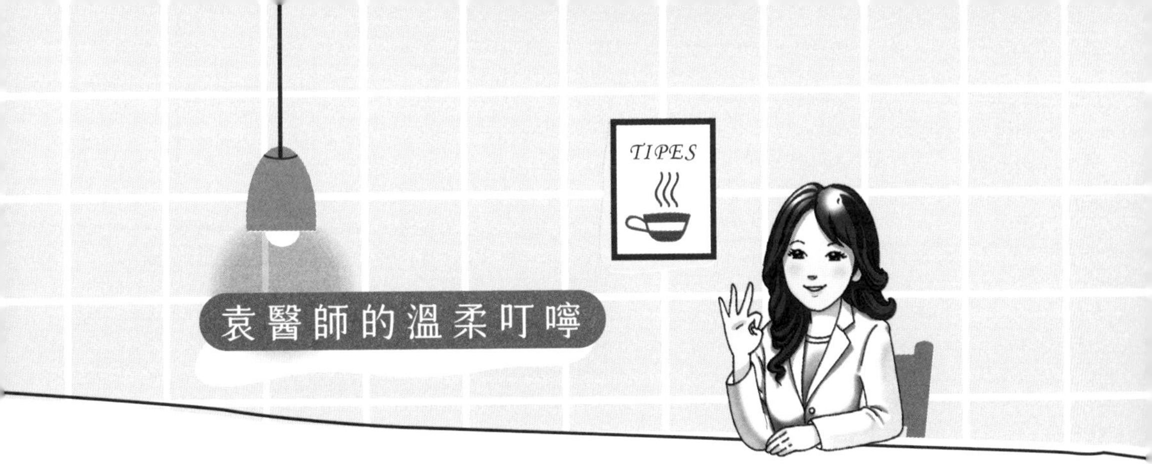

袁醫師的溫柔叮嚀

水泡雖然不是大問題，但長在臉上會影響外觀、長在生殖器附近容易被伴侶誤會。

發現身上有皰疹跡象，建議提早治療，若是在水泡剛形成或是更早的刺痛期時，就先使用抗病毒藥物，水泡生成數量將大幅減少。

我常常建議患者要加強自身免疫力，但這裡不是要大家多吃保健藥品，而是不要傷害自己的身體。

很多人每天都在慢性傷害自己而不知，像是失眠和過度勞累會使得免疫低下，盡量養成早睡、多運動的習慣喔！（我知道很難，盡量試試，好嗎？）

錄音室裡的那個夏天

——耐心治療，告別悶熱，拒絕頑固的香港腳

若是能讓腳部乾燥，這些黴菌沒了水氣，便會漸漸凋零，變回平順乾爽的肌膚。不讓香港腳復發，保持乾燥是不變守則。

連續幾天的梅雨，只要外出一趟，一定會弄得身體、衣服和鞋子溼答答，淋了雨的濕衣服像醬菜般黏在身上，這些醬菜黏在皮膚甩也甩不掉，濕頭髮也像醬菜般掛在臉上，醬菜們似乎也嫌太濕，拼命的把水擠出，很快的，這些瀑布般的水向下流到鞋子，鞋子變成了裝滿醬菜水的船，航行在深深淺淺的水道。

說也奇怪，在連續陰暗雨天中，剛好就是跟 Summer 約定的這個時間，天空

烏雲忽然往外退去，露出半片天光，地面也漸漸乾燥，好似夏天就要來到，趕走這些雨和醬菜般的濕濡。

走進電台，一眼就看見穿著黃色外套、臉上發著光的Summer，是的，她就是今天要訪問我的主持人「Summer」，中文名字是「夏天」。

「我也去過你們診所喔！」是Summer見到我的第一句話，雖然我們第一次見面，她卻一點也不生疏，很快就開始和我聊了起來。

「妳是什麼星座？」Summer忽然問我。

「星座加塔羅牌的專家竟然問我星座，那我來考考她吧！」我心想。

「妳猜。很難猜喔！」從小到大，沒有人猜中我的星座。

「嗯……射手座。」

「哇！妳怎麼猜到的，我們才沒講幾句話。」我太驚訝了。

「因為妳講話沒什麼保留，直接講內心話，一定是火象星座。」

「火象有三個，妳怎麼知道是射手？」

「妳的肢體動作比較大，像小孩子，通常是射手才會這樣。」

果真是星座專家，一切有憑有據，不是亂猜的，我佩服得五體投地。

伴隨脫鞋而飄出的味道讓人害羞

接著進入正式錄音，Summer 向聽眾介紹我是今天的特別來賓，手指一邊在複雜的機器上忙碌著，接著幫聽眾問我：「是不是檢查香港腳要脫鞋？患者脫鞋會害羞嗎？」回答著聽眾的問題，讓我想起日前診間發生的事。

每次，那個年輕人進來診間時，我都感覺像是開進來一台重型機車，龐大的身軀，大約一百八十多公分高、一百多公斤的身材，重機快速衝進診間，然後急煞在診療椅上。

「我的香港腳，可以給你看嗎？」重機有點靦腆的說。

「當然囉！請把鞋子脫掉。」

「不好意思，有點臭……。」重機脫掉塑膠鞋和襪子，果然衝出濃厚的魚腥味。的確有些患者會因為覺得自己腳臭而害羞。

「香港腳都會臭嗎？不臭的就不是香港腳嗎？」主持人 Summer 接著問我。

「香港腳分很多型，通常發炎水泡型和潰瘍型比較癢、也比較臭；角化厚皮型和指間脫皮型比較不癢、也比較不臭。」而且就算是同一個患者，在不同時間點的症狀也不同，我接著說：「所以，有沒有癢、或是有沒有臭，都不能分辨出是不是香港腳，還是需要交給醫師來判斷。」

「那香港腳不治療會怎麼樣？」Summer 接著問我。

「香港腳不治療，有可能引發蜂窩性組織炎，後果其實挺嚴重的喔！」我回答 Summer。

治療需持久，細菌才不會趁虛而入

「你的腳會不會痛？」我看著那隻又紅又腫的腳，問著重機。

「超痛的，今天上班痛到站不住，店長叫我趕快來看病。」重機說。

「你的腳已經有蜂窩性組織炎了，所以才會有紅腫熱痛的症狀。」

「上個月你來治療香港腳的時候，有請你連續治療四周，怎麼只有治療一周就沒繼續了呢？」我問重機。

「吃完一周的藥就不癢、也不紅了，我還以為好了。」重機有點不好意思。

「那只有好八成而已，接下來還要治療三周才會全好。」

「都怪我沒有耐心，這次一定會完成整個療程的啦！」重機拍拍胸脯保證。

「沒治療好的香港腳，很容易因為皮膚不完整，讓細菌趁虛而入，就併發蜂窩性組織炎了。」

「我工作很忙，腳不癢就不理它了。」

「要把腳上的黴菌通通殺死才算治療完，之後要注意保持腳部乾燥，才不容易復發。」

很多患者遇到身體不舒服的時候，最常採取「掩耳盜鈴」的方式處理，那就是假裝沒看到，說服自己應該沒關係，所以也沒有治療，常常越放越嚴重，反而引起其他併發症，讓病情更嚴重。

「香港腳要提早治療，治療時間才會縮短喔！」我再次跟觀眾們提醒。

「可是香港腳是不是常常復發呢？要怎麼辦？」Summer 又問。

保持乾燥，根絕不斷滋長的細菌

重機是個廚師，每天穿著塑膠廚師鞋在餐廳廚房工作，因為廚房沒有開冷氣，只要站在爐子旁邊，就會熱到狂冒汗，重機說：「你能想像整天都是揮汗如雨的狀態嗎？」

腳部更可憐，除了腳汗、還加上從大小腿流下去的汗，還有一些洗滌的水會噴進去，所以腳常常一整天都泡在水裡，就像泡在整缸的醬菜水，腳的皮膚都皺巴巴的，而且腳底和塑膠鞋面間的水，在每一次抬起腳時因拉力破壞真空，除了會有不舒服的拉扯感之外，還會發出「啵」的聲音，走來走去忙碌時，接連不斷的啵啵聲，「還以為是誰在捏氣泡紙呢！」重機先生說。

因為腳部的悶濕，成為香港腳黴菌最喜歡的住所，這些黴菌定居下來，開始繁衍後代，孕育後代長成後，又繼續一代復一代，在腳上呈現一片欣欣向榮的景象。若是能讓腳部乾燥，這些黴菌沒了水氣，便會漸漸凋零，變回平順乾爽的肌膚。因此，想要不讓香港腳復發，保持乾燥是不變守則。

最後，這段錄音結束在一首歌曲中。我和 Summer 又聊了很多，包括中醫、小孩、教養、還聊到她的專長：易經占卜和聽音占卜。

宛若夏天暖陽照耀那天的我們

Summer 的手幾乎是和嘴巴完全連動，好像每一個字有它的動作一般，不停舞動，招著我進到主題內，越走越深，著魔似的停不下來，就這樣，我們一直聊到下一個主持人要進來錄音室，還欲罷不能。

出自肺腑的爽朗笑聲，充滿活力和熱情，Summer 的笑聲更是令我印象深刻，而且具有極大的感染力，總是帶領周邊的人一起開心的笑。就像夏天的陽光一樣，花花草草因為陽光而活力滿滿。

走出錄音室，方才天邊些許的光亮已經消失，天空又被厚厚的烏雲籠罩，但我的心仍然雀躍著，耳裡還迴盪著 Summer 的笑聲，彷彿夏天只留在錄音室。

香港腳一小知識

足癬的俗稱是「香港腳」，引起的原因是黴菌感染，不同分型有不同的症狀，像是腳趾縫脫皮脫屑、起紅疹或水泡，甚至滲出組織液，有人會覺得搔癢，但是也有人不覺得癢。黴菌最喜歡長在潮濕的部位，長在足部稱之為足癬，長在胯下則是股癬，若能保持乾爽，就可以減少黴菌生長。

治療上，有好幾種口服和外用的抗黴菌藥可以根治香港腳，只要治療的時間足夠，就可以把黴菌徹底殺光光。民俗上很多泡腳的偏方常常不能殺死黴菌、有時還會造成皮膚過敏或灼傷，在我的診間遇過不少泡了不當水劑惡化的患者，他們泡的東西千奇百怪，非醫師處方的東西還是建議不要隨便嘗試。

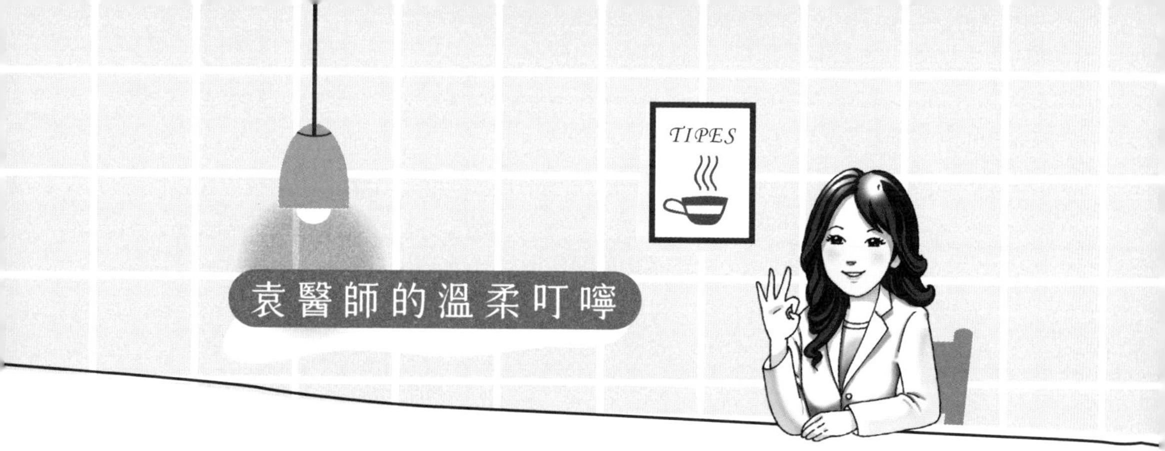

袁醫師的溫柔叮嚀

很多人以為腳臭就是香港腳，其實腳臭的原因是流汗或潮濕，加上不透氣的鞋子悶住，濕度和溫度升高而導致細菌孳生，產生硫化物，這種類似硫磺的氣味就是臭味的來源。

雖然大家聞到腳臭味都會想憋住呼吸，但是有一種腳臭味卻讓不少人恨不得多吸幾口，那就是著名的「藍起司」，它應該算是世界第一臭的起司，堪用比臭豆腐還臭的腳臭來形容，不過它可是老饕們的最愛呢！

言歸正傳，腳臭確實是一個尷尬的問題，甚至有患者因為臭味飄散而被同學或朋友取笑，不敢在大庭廣眾下脱鞋。

改善腳臭最重要的是保持腳部乾燥，鞋子盡量選擇通風透氣，拖鞋、涼鞋比包鞋要好，鞋子內層選擇皮質或草蓆材質也比塑膠吸汗透氣；若是長時間必須穿著包鞋的人，建議選擇棉質吸汗的襪子，一天多換幾次襪子，不要讓腳整天濕濕的，這樣腳臭味就會大幅減少了喔！

幸福與破滅的抉擇
——難以啟齒的隱疾，持續治療就能痊癒的

菜花

看著先生離開診間那輕鬆解脫的神情，我心裡的天秤依然左右擺盪，身為皮膚科醫師竟也會面臨有如生死般的兩難抉擇，希望希波克拉底也覺得我沒做錯。

濕濕冷冷的雨天夜裡，避開雨傘防護而進攻成功的雨水，弄得我又黏又凍。下班回家第一件事就是想洗個熱水澡，一進浴室，看到幾件換下來的臭衣服散落在浴室地板上，燃起了我心中的火氣，「是誰沒有收衣服？」我大聲問。

「今天輪到哥哥拿，昨天是我拿的。」小寶說。

「那是一起洗澡的時候才輪流拿，今天我們分開洗是各拿各的。」大寶說。

「哥哥賴皮，昨天我有幫他拿，為什麼今天他不幫我拿？」小寶忿忿不平。

「弟弟比我晚洗澡，我的都拿走了，他要自己拿。」大寶也有他的理由。

「那你們的協議是什麼時候訂的？」我想幫他們解決紛爭，到底誰有理？

「不知道！」兩個異口同聲的回答。

衣服總是要有人拿才行啊！到底誰應該去拿？而我卻沒辦法判定是誰對誰錯。

每天總有各式各樣的事情在等著我做決定，有的事情簡單，有的複雜，牽扯的範圍廣，萬一決定錯誤，可能會造成更多問題。

占地為王的菜花，引爆夫妻信任危機

有天，一位太太拉著他的先生進來診間，氣急敗壞地要我趕快幫她的先生做診斷，太太用力地把先生的肩膀壓下去讓他坐好，我注意到太太的手白白細細的，五根手指頭帶了三個大鑽戒，每個指甲的彩繪貼片也都鑲了鑽石，這隻手出場的氣勢真驚人。

順著手看上去，細細的脖子托著小小的瓜子臉，頭髮盤起，更能襯托出這位保養得宜的中年美女。看著她，讓我想到紅極一時的陸劇《三十而已》裡面氣勢凌人的闊太太。

「醫師啊！這是不是性病？他是不是去外面亂搞？」太太皺起眉頭，眼睛直勾勾的瞪著我，語氣強硬，似乎已經給先生安上了罪名，就等我定罪了。而真正的主角反倒更像配角或路人甲，沒台詞、沒分量，差點被忽略。

這位主角其實外表和太太蠻登對的，是個中年帥哥，雙眼皮配上高挺的鼻子，頭髮短短的，看起來是常做戶外運動的麥芽膚色。但是他卻兩眼無神，垂頭喪氣，不發一語。

我所有的問話都是太太代為回答的，太太說先生「那裡」長了不乾淨的東西。「一定是去外面帶回來的髒病！」這位太太氣憤地說，一口咬定。

「先讓我檢查看看吧。」我表面冷靜地回應，心裡忖度著眼前的狀況。我檢查了先生的生殖器之後，果然看到了好幾顆小花椰菜分布在生殖器上，這就是俗稱的「菜花」。

「菜花」小小的，最小的比螞蟻還小，是花椰菜寶寶，大顆的像蒼蠅那麼大，這些大大小小的花椰菜家族，就全家團圓住在一起，占地為王，不容易應付。

診間裡的婚姻未爆彈，守住幸福的拆彈選擇

看著這位先生緊張又理虧的神情，以及太太一副理直氣壯的態度，我突然想起那天家裡兩個小孩的爭執，兩個小孩都需要我的支持，而我的臉上，不知道又是哪樣的神情。

但難道我要跟患者的太太說：「對，這就是性病。」以前，曾經有主治醫師直接講了，然後就是一場婚姻的破碎、家庭的毀滅。

這可不是選擇買褲子或裙子這麼簡單，也不是選擇喝茶或喝咖啡那樣輕鬆。兩雙眼睛盯著我看，氣氛彷彿定時炸彈隨時就要爆炸，時間緊迫，我要剪紅線還是藍線呢？再看了他們夫妻一眼，我感覺在先生的眼裡看到了懺悔，我選擇相信。

最後，我避重就輕的跟這位太太說：「這不是什麼嚴重的病，只需要治療幾次就會好了。不過，一定要記得準時回診！」

兩夫妻出去後，我還沒鬆一口氣，這位太太絲毫不打算放棄，又跑進來追問：「怎麼可能不嚴重，醫師你沒弄錯吧？」我說：「真的沒事，這樣吧，如果你很不放心，那我建議你們最近先不要有性行為，這樣你也不會有心理負擔。」

接下來幾周，先生都有按時回診，在連續治療之下，花椰菜一棵棵被我斷手斷腳、再爆頭，最後全部夷為平地。

那天，先生感激地對我說：「醫師，謝謝你沒讓我太太知道，你真的救了我一命，也救了我的家庭！」看著他的神情，我希望自己沒有相信錯人。

醫術與醫德，總是被併在一起談論，但是他們有時卻遠在天秤兩端。

看著先生離開診間時，那輕鬆解脫的神情，我心裡的天秤依然在左右擺盪，身為皮膚科醫師竟也會面臨有如生死般的兩難抉擇，希望希波克拉底也覺得我沒做錯。

菜花—小知識

「菜花」其實是俗稱，指的是人體上的一種常見性病病症，醫學上的名稱是尖性濕疣，由人類乳突病毒引起。大多數人只知道它的俗稱，而且名號一出，就知道它一定長得像花椰菜。的確，大部分菜花的外觀都長得像花椰菜，少數還有乳突狀、雞冠狀、蕈狀等等，顏色可能是膚色、粉色、灰色或黑褐色。

「性病」是指經由與性病患者發生性行為而感染的疾病，菜花的病毒會因為直接接觸而傳染到對方，除了陰道性交，口交與肛交也會傳染，所以菜花患者在痊癒之前要避免性行為。

如果懷疑是菜花一定要盡快就醫，在感染初期菜花較小、數量不多的時候積極治療，否則等到菜花越長越大、數量越來越多的時候，就需要較長的療程時間了，而且還有傳染給性伴侶的可能！

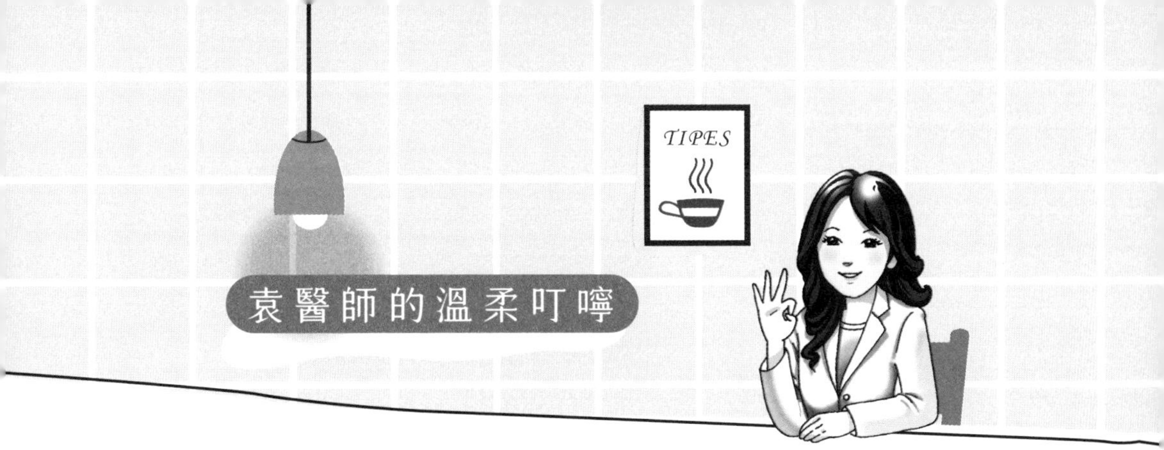

袁醫師的溫柔叮嚀

除了性交會傳染菜花之外，若是病毒的量足夠間接接觸，也有可能感染，像是菜花患者尿尿時碰觸生殖器，又沒有把手洗乾淨，再與其他人握手，也有機率將病毒傳染出去；菜花患者患處接觸過的馬桶蓋或是毛巾，若是沒有完整消毒，下一位接續使用者也有可能接觸到不少病毒。

若是患者進入游泳池，由於池中大量的水稀釋了病毒量，感染機率大幅降低。建議避免與他人共用毛巾、衣物及盥洗用具，注意手部清潔，才能避免接觸傳染。

不少罵人的髒話裡面帶有與生殖器相關的字眼，詛咒別人得性病與詛咒別人去死，都是最惡毒的侮辱。

雖然性病並非不治之症，但卻是一種講不出口的隱疾，讓人覺得丟臉和罪惡感，又會擔心伴侶的嫌棄，對患者來說是嚴重的內心折磨，所以這類辱罵常常能立刻挑起對方的憤怒，不少人曾因此被依公然侮辱罪告上法庭。罵人之前，請先冷靜冷靜，選擇字眼喔！

可愛卻不一定健康的蘋果臉

——臉頰紅紅，可能會癢會痛的酒糟性皮膚炎

蘋果架前，有位馬尾女孩也在挑蘋果，看見那女孩，似曾相識的馬尾、熟悉的蘋果臉，小帥莫名一陣心跳加快，停下來吸了一口氣。

高中時期，小帥最討厭家政課，因為家政課老師其實就是英文老師，大多數的家政課都拿來上小帥最討厭的英文，一學期只有縫一個錢包、進一次烹飪教室，就是全部的家政課了。

那次的家政課小帥被分配到和一個女同學同一組，她是小凌，每天都綁著馬尾，小帥這學期剛好坐在小凌的斜後方，每每望向講台時，視線總是會跨越過小

凌，不過也常常不小心就停留在小凌的頭髮上，因此，他注意到小凌每天都會換上不同的髮飾，有時蝴蝶結、有時是小動物、或水果，從斜後方的視角看來，小小臉蛋配上尖下巴，很像《名偵探柯南》裡服部平次的青梅竹馬「遠山和葉」，加上紅紅的臉頰，簡直就像紅蘋果般可愛。

小凌和遠山和葉一樣聰明，功課好，個性和遠山和葉一樣，喜怒哀樂全寫在臉上，聽到笑話時會笑得很大聲。但是有一次，小凌和另一個女同學眼睛紅腫、遲進教室，後來小帥才知道，是女同學的父親過世，小凌在安慰她，自己也跟著哭了。那是小帥第一次看見小凌哭泣的模樣，不知為何，他心裡有一種酸酸的感覺。

最愛吃蘋果的可愛蘋果臉女孩

有次家政課做的是蘋果杯子蛋糕，老師要大家帶三個杯子來，小凌卻帶來六個小玻璃杯，她說：「一定會有人忘記帶，所以我就多帶了。」果然，小帥就忘記杯子，好在有小凌借他，才少挨老師一頓罵。

老師寫在黑板上的蘋果杯子蛋糕作法，對從未下廚的小帥而言，簡直就像無字天書，完全不知從何下手，所以只能聽從小凌的指示。小凌說她最愛吃蘋果，幾乎每天都要吃蘋果，所以切起蘋果非常快速，當然吃蘋果的速度更是了得，一眨眼的工夫，小凌已經把要做蛋糕的蘋果切好，其他的蘋果也全進了她的肚子。小凌把麵粉、奶油等材料倒進鍋裡，要小帥幫忙攪拌，但是小帥左邊攪兩下、右邊攪兩下，還邊跟其他同學聊天，毫無章法，一堆麵粉還在鍋底沒被攪到，小凌只好抓著小帥的手，教他怎麼攪拌。

突然被握住的手把小帥震住了，從未和女生牽手的小帥不敢直視小凌，只好低著頭假裝很認真的學習，其實心臟噗通噗通的狂跳，差點都要從嘴裡跳出來了。好不容易把麵糊倒進杯子、送進烤箱，小帥的心跳才安定下來。

最愛吃蘋果的
可愛蘋果臉女孩

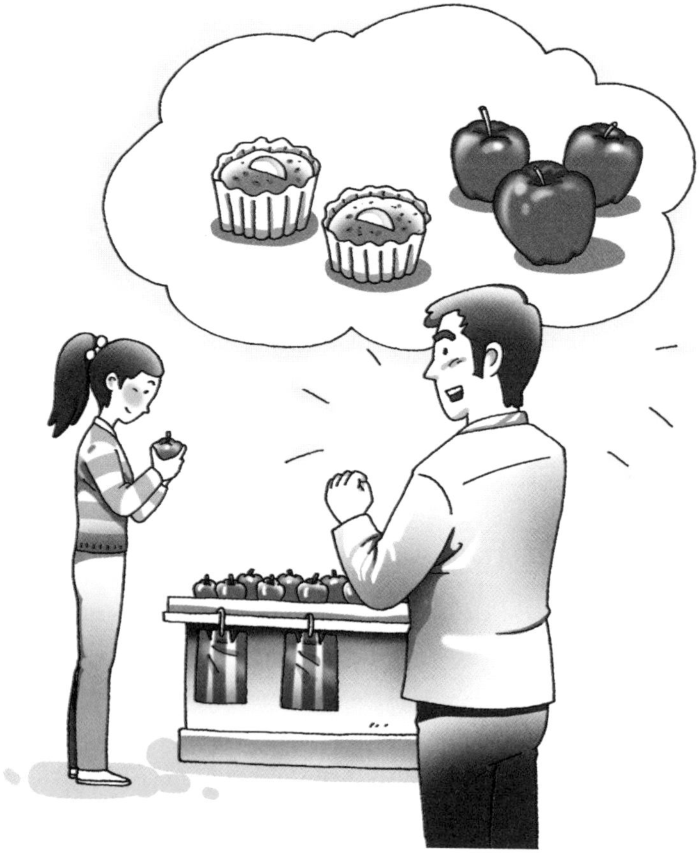

等烤箱烤好之後，小凌單手戴上綠色的隔熱手套要把烤盤拿出來，小帥心裡判斷她一隻手可能拿不動，默默的把另一隻綠色的隔熱手套戴上，果不其然，烤盤一出烤箱便傾斜了，小凌叫了一聲，小帥立刻伸手去扶，兩隻綠色的手套穩住了那個熱騰騰的烤盤。小凌開心的謝謝小帥，讓小帥立刻臉紅，心臟又開始狂跳。

那天回家，小帥仔細端詳從學校帶回來的杯子蛋糕，透明的杯子上面印著蘋果和蛋糕的圖案，簡直是為蘋果杯子蛋糕設計的杯子。小帥一小口、一小口品嚐著蛋糕，心裡想著都是小凌。之後，小帥每天都在後面看著小凌，他很想告訴小凌他很喜歡她，可是又不敢。直到有一天小凌沒有來上學，他才知道小凌去美國讀書，他後悔沒有留下她的聯絡方式，可是一切都為時已晚。

似曾相識的蘋果臉女孩，再一次心動

上大學後，雖然小帥交過幾個女朋友，但總是沒有像見到小凌那種怦然心動的感覺，也許是心不在那些女孩身上，所以都沒多久就分手了。

小帥現在是在銀行工作的上班族。這天，在公司忙了一天，下班後，他趕在六點前走出辦公室，夏日的傍晚，天空還亮著，不似白天的酷熱，小帥心念一轉，便順路到附近水果攤買點水果。這家水果攤的蘋果特別好吃，小帥自從看過小凌吃蘋果開心的樣子，竟然也愛上了蘋果，常常都到這家水果攤買蘋果。一進門，小帥的腳步自動往斜前方移動，那是蘋果固定擺放的位置。蘋果架前，有一個馬尾女孩也在挑蘋果，看見那女孩，似曾相識的馬尾、熟悉的蘋果臉，小帥莫名一陣心跳加快，停下來吸了一口氣。小帥從斜後方注意到女孩紅紅的小臉蛋和尖下巴，驚訝到像個雕像般呆在那裡。

「不會這麼巧吧！」過了十年「遠山和葉」還是沒變，「這次我一定要好好把握。」小帥一邊想著，一邊向小凌走去。

酒糟性皮膚炎－小知識

在很多人的眼裡，蘋果臉是可愛的象徵，也是鮮明的個人特色，但除非有運動或飲酒的狀況，人的臉不會無時無刻紅潤，所以，如果臉上總是紅通通，看起來像個小蘋果，那就有可能是「酒糟性皮膚炎」，兩頰皮膚的微血管擴張，看起來常常臉頰紅紅的，有時還會有紅色丘疹，甚至會癢、有灼熱感和刺痛感。

如果臉部的微血管長期擴張後，會漸漸失去回縮的彈性，那就更容易臉紅，而進入一個惡性循環。所以我們要盡量避免日曬、喝熱湯、喝熱茶、或用過熱的水洗臉，也不要過度清潔、或使用刺激性的保養品，這樣才不會讓酒糟更惡化喔！

如果有酒糟性皮膚炎，建議要時常涼敷讓微血管收縮，更嚴重的話，則須搭配口服和外用藥物治療才行。

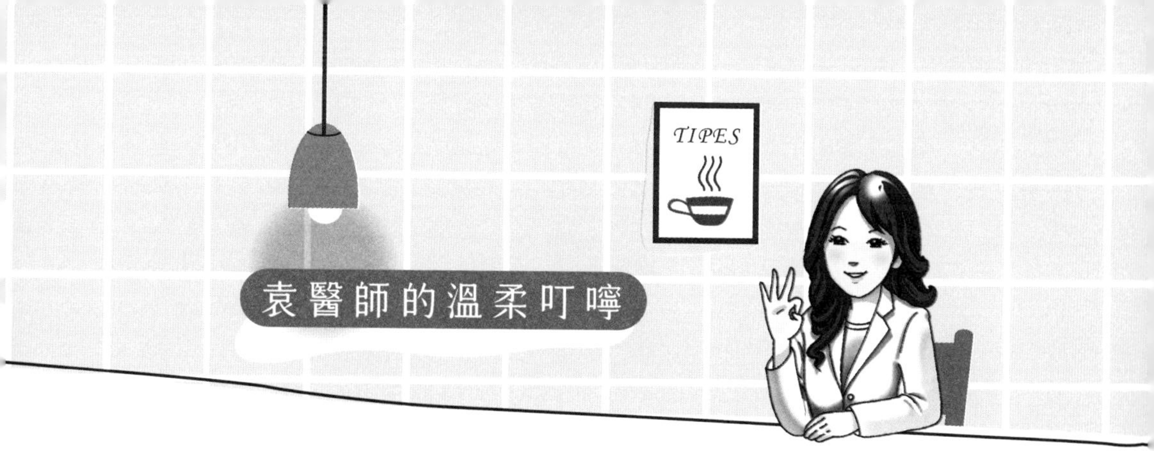

袁醫師的溫柔叮嚀

故事裡的小凌青春可愛，紅通通的蘋果臉輕易便攻陷了男主角小帥的心，但如果小凌對自己的肌膚健康更加留意的話，她便會發現蘋果臉雖然看起來惹人憐愛，卻有可能是皮膚出了狀況的紅色警訊。

我曾在診間遇到這麼一位患者，這位可愛的甜心女孩說話時，馬尾也跟著搖擺，一搖一晃噴灑甜美泡泡，連同樣是女生的我也被融化了。

然而，她卻為了困擾她的蘋果臉來找我。假使蘋果臉漲紅著退不下來，甚至範圍擴大、顏色變深，不僅不可愛，治療也會變得複雜喔！

你的防曬有面面俱到嗎？

——穿防曬衣或選擇海洋友善型防曬乳，**預防曬傷**也能延長海洋生命

「袁醫師，我曬傷了」這個紅通通的大男孩哭喪著臉對我說。

「咦！我不是有特別交代你要防曬嗎？怎麼會曬傷呢？」我不敢相信我最擔心的事情竟然發生了。

坐在我面前的是祥祥，我們是老朋友了。祥祥第一次來看我的時候才國小，當時的他患有嚴重的異位性皮膚炎，臉上及身上的皮膚又乾、又厚、又紅，還脫屑，留著厚瀏海幾乎遮住眼睛的小男生很害羞，我要他打開衣服給我檢查，他一直不肯，也不敢看我。才坐下來沒多久，我就聽見他好幾聲吸鼻子的聲音，一問

之下，果然合併有過敏性鼻炎。

祥祥的媽媽告訴我，翔翔很喜歡游泳，但是皮膚一直發炎、有傷口，游泳課已經暫停好久了。

那一年我剛參加完泳渡日月潭的活動，於是我告訴祥祥：「我們先把皮膚治療好，就可以游泳。」、「以後你一定要去游日月潭，超級好玩喔！」

「日月潭可以游泳嗎？」祥祥瞪大了眼睛看著我，表現出極大的興趣，減少了剛進來的羞怯。

使用「海洋友善」防曬物品，延長海洋生命

回頭一想，這已經是十年前的事了。那年，我參加了一年一度的日月潭萬人泳渡活動，我們中興大學ＥＭＢＡ校友團凌晨搭著大巴士去日月潭，天還沒亮，

上萬人就聚集在朝霧碼頭等待出發，等待的時候，天色漸亮，清晨的陽光透過薄霧彷彿美人臉上的面紗，好多人爭著想下水試試身手。在岸上等待的團隊情緒都很亢奮，每個團體各展特色，有人帶了大氣球，各式旗幟，背上防水袋裡還有各式零食，簡直就是個嘉年華會。

在岸上等待的時間很長，我也趁機觀察其他人，不少同伴互相幫忙擦防曬乳，舉動親密，可以感受到相互之間的情誼。忽然發現很顯眼的一群人，大約二十個，幾乎都理著平頭或光頭的大男孩，全身塗滿金粉，模仿十八銅人，簡直太瘋狂了！他們就在我前面下水，頓時，水上浮滿金粉，彷彿金色的水藻一般，好一會兒才消退。我在想金粉到哪兒了，不是進了游泳者嘴裡、就是魚的嘴裡，再不就掉入湖底，會不會對動植物有影響呢？

那我們擦在身上的防曬乳進到水裡，不也就跟這些金粉一樣，萬一成分對人體或動植物有害，那可怎麼辦？於是，隔年的「泳渡日月潭」活動前，我特別拜託記者幫我宣導，使用防曬衣物代替防曬乳，臉部使用防曬頭套，身體穿長袖、長褲的防寒衣或水母衣，這樣就可以減少防曬乳溶入湖內。

假如一個人擦十毫升的防曬乳在身上，兩萬人就有二十萬毫升的防曬乳進到湖內，對湖內動植物生態不知有多大的影響。體悟到這件事的嚴重性後，我花了一點時間研究，發現不少常用的防曬成分會造成珊瑚白化死亡，進而影響海洋的生態鏈。近年來，陸續有海島型國家禁止使用會造成珊瑚白化的防曬乳，只能使用「海洋友善」型防曬乳，這樣才能保護珊瑚，延長海洋生命。

揮別皮膚問題，「泳」敢追夢

泳渡日月潭三千公尺，這樣的距離，真的很遠，好在沿途有好多救生浮台，只要游到浮台休息，就有人來「餵魚」，我們就是那隻魚，工作人員把礦泉水和餅乾倒進我們張開的嘴裡。游到後半段，接近終點伊達邵碼頭，大家開始拿出玩樂的傢伙，像是充氣沙發，還有扮成皇帝的泳客坐上去，讓其他人拖著走，大大小小各式各樣的氣球充斥水面，簡直太熱鬧了！

祥祥聽我講了幾次泳渡日月潭的趣事，也表現出很大的興趣，於是開始積極配合治療，漸漸地，他的皮膚狀況越來越好，也恢復游泳課了。

雖然，異位性皮膚炎是可以治療，但是體質如此，偶爾還是會復發。成長過程中，祥祥也經歷不少次發作，幸好越來越能掌握皮膚狀況，所以發作的頻率越來越少，也越來越輕微。因為祥祥已經知道如何照顧自己的皮膚，也能與異位性皮膚炎和平共處。我看了真心為他感到高興。

祥祥上大學後，個性早已不像小時候那麼害羞，是個活潑熱情的大男孩，他很高興的告訴我他參加游泳校隊，一年後也要去泳渡日月潭，我拍拍他的肩膀，告訴他：「加油！你一定可以辦到！」

真的，我相信祥祥一定可以！他堅毅的表情就跟小時候答應我要好好照顧皮膚時一模一樣。因為曾經體驗過，所以我知道游泳的訓練是辛苦的，想要上日月潭挑戰三千公尺，要忍受好幾個月無聊的訓練，需要堅持與毅力。

某一天，祥祥媽媽來幫祥祥買身體乳液和防曬乳，我趁機給她一點水質環保的機會教育，順便推薦她海洋友善的防曬乳，這可是我的新發現，很開心她願意採納。

祥祥媽媽說要陪祥祥去完成他的夢想，我還特別交代媽媽，下水時要給祥祥穿上全身防寒衣和頭套，上岸後一定要擦防曬乳來防曬。

因為祥祥的皮膚還有點紅、比較敏感，萬一曬到太陽，會比一般人更容易曬傷，一定要特別小心防範。

我會幫你擦好防曬乳，不再讓你曬傷！

星期日早上十點，我就接到翔翔的電話，電話裡他的聲音是激動的，他告訴我他游完了。我好開心，其實還有點驕傲！隔天星期一，早上門診第一號就是祥祥，我看到祥祥連忙恭喜他，他興高采烈拿出他的新證書給我看。

「咦，那你今天要來看什麼？」開心過後，我才意識到祥祥掛了號，我一臉疑惑的問他。

沒想到祥祥皺起了眉頭，哭喪的對我說：「袁醫師，我曬傷了。」

我驚訝的問：「你不是有穿防寒衣和頭套嗎？」

「我游的時候有穿啊！可是上岸脫掉防寒衣後，朋友又說要補拍照，所以我又下水拿氣球拍照、玩香蕉船，不小心玩太久，又忘了補擦防曬乳，結果就……」

祥祥神情懊悔地說。

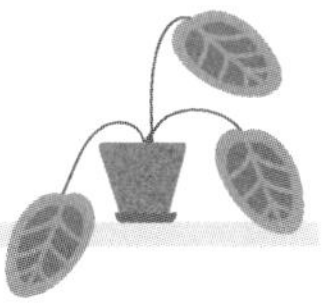

真不得了，仔細檢查之下，祥祥曬傷的範圍很大，最嚴重的在臉、肩、背、和手，又紅又燒，我立刻給他治療藥物，提醒他要保持涼爽，皮膚養護時期千萬不可以再曬到太陽，否則嚴重程度會再加好幾倍。這段期間，如果要外出，防曬乳一定要認真擦、認真補，千萬不可掉以輕心。

「我們明年一起來參加橫渡澎湖灣吧！」我約祥祥。

「那有五千公尺，還是海水，很難耶！」祥祥雖然嘴巴這樣說，但我知道他的心在興奮著。

「就這麼說定囉。我會幫你擦好防曬乳，不可以再讓你曬傷了！」我在心裡也默默的鼓舞自己。

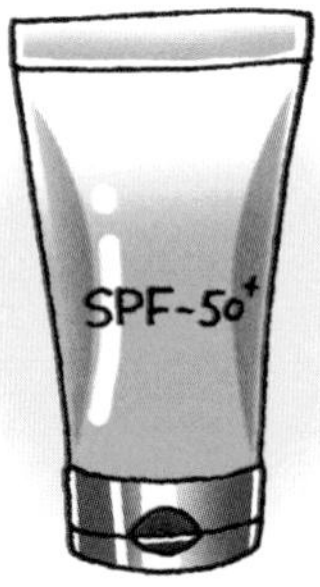

預防曬傷 小知識

異位性皮膚炎是一種過敏性體質，常常會合併過敏性鼻炎、氣喘、或過敏性結膜炎等疾病。因為是體質敏感，很容易對外界的刺激起反應，所以平常就要注意減少刺激，像是食物中的過敏原，如花生、海鮮，或是環境中的塵蟎等。

異位性皮膚炎的患者，皮膚屏障功能受損，會使過敏原更容易進入，所以要多擦身體乳液來改善皮膚屏障功能，並減少對皮膚的刺激，如日曬等。若是不小心曬傷，程度上會比一般人更嚴重。

★ **防曬很重要** ★ 陽光中的紫外線，對皮膚的刺激與傷害非常大，所以防曬乳首重隔絕紫外線，依規定，防曬係數都應標示於瓶身，預防紫外線B（UV-B）的標示是SPF、預防紫外線A（UV-A）的標示是PA，數字越大的防曬力越強，越適合戶外運動，例如SPF 30以上、PA+++以上；一般的上班族或學生日曬時間不長，可以選擇係數低，例如SPF 30以下、PA++即可。擦在皮膚上的防曬乳會因流汗而流失，也會因吸收紫外線後漸漸失效，所以建議每兩、三個小時就要補擦一次防曬乳。

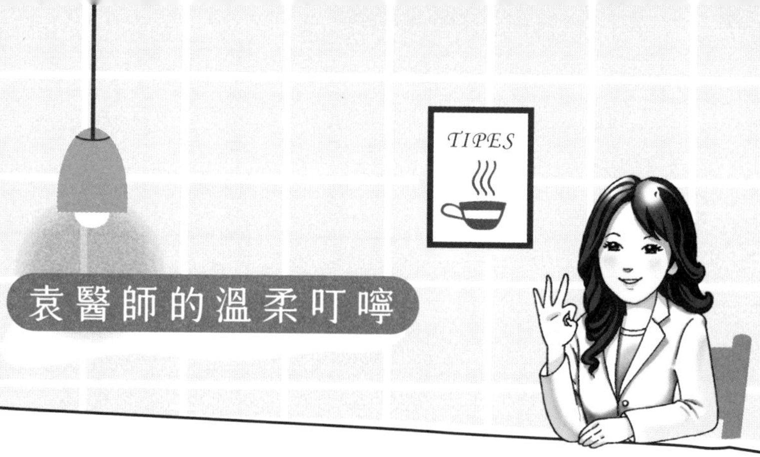

袁醫師的溫柔叮嚀

曬傷之後皮膚又熱又痛，好難受喔！這時候怎麼急救呢？可以先冰敷，蘆薈或鎮靜舒緩的藥膏也都可以使用，但是不可以擦涼涼的薄荷膏，這時候反而會造成皮膚更刺痛。

蘆薈只適合前幾天使用，到了曬傷後期的脫皮階段，就要改成加強型的保濕乳液，才能加速皮膚修護！

另外補充提醒，好幾種防曬成分對環境是有害的，由於洗澡後的汙水也帶有防曬乳，這些汙水不可避免的都會進入土壤、水庫、河流、湖泊、海洋，所以建議不論是陸上或水上活動，都選擇標示「海洋友善」的防曬乳，裡面不含對珊瑚傷害的成分，一起來照顧地球吧！

快速瘦身成功好羨慕!?
——當身心遭遇巨大壓力，可能會大量落髮，若超過一百根便算是**休止期落髮**

「唉呀！不戴帽子不能出門了。」極速瘦身的蓉蓉一邊說著，一邊拿下她的帽子，這時我們才注意到，她的頭髮變得很稀疏，而且像稻草一樣沒有光澤。

一早起床特別有精神，因為中午要去聚餐啦！由於疫情的限制，大家都不敢外出用餐，每天上班都是全副武裝，髮帽、防護面罩、口罩和隔離衣，根本不用吹整頭髮、化妝和準備衣服，就這樣過了好幾個月邋塌的大媽生活，終於等到防疫限制降級，可以跟閨蜜們聚會了。

我好期待見到閨蜜們，和大家開心的聊天、探訪新餐廳、新料理。於是我翻出好久沒用的化妝品，擦上眼影、腮紅、口紅，穿上洋裝和高跟鞋出門。不過，還是得先到診所上班。穿著改變了，有些細心的患者見到我防護面罩下的色彩，反而覺得不習慣。因為心情的關係，上班時，和患者說話特別帶勁，聲音也大聲，走路都要像麻雀一樣跳來跳去了。

我好像是個特別喜歡在餐廳吃飯聚餐的人。回憶裡，最讓我興奮的一餐，是我小學時第一次吃速食餐廳。那時速食餐廳在台灣的歷史還不久，很少外食經驗的我，一聽到住在台北的叔叔說起「溫蒂漢堡」，立刻充滿興趣。聽著叔叔形容那薯條、漢堡的形狀和滋味，從未見過薯條漢堡的我，在腦中浮現各種想像的畫面，那種興奮的感覺和今天幾乎一樣。

今天聚餐輪到我來選餐廳，可惜台中已經沒有溫蒂漢堡可以推薦，否則我還真想揪大家去重溫舊夢。這次我選擇的是一家低碳餐廳，雖然算不上便宜，但是店家使用的是在地新鮮食材，餐點道地美味那我可是敢打包票的。所謂「低碳餐廳」，就是盡量的使用當地、當令的食材，大幅度地縮短食物里程，以降低運送過程中的碳排放量，減少環境的負擔，如此一來，不僅可以落實環境永續的理念，因為食材新鮮，顧客也能吃得更健康。

狂瘦十二公斤，頭髮也掉不停

勉強穩住跳躍的腳步進到餐廳，果然大家都和我一樣打扮美美的。幾個月不見，有人變得更福態、也有人變得更苗條。很快的大家話題都聚集在「如何減肥」，這時，蓉蓉就成了焦點，因為她兩個月就瘦了十二公斤！

身高一六〇公分的蓉蓉，原本五十七公斤，配上短髮及小麥色皮膚，儼然是健康美的代表。她喜歡穿著深色個性的西服，加上低沉的嗓音，一出場就有風，女強人的架式十足。但是這天看到她，變得骨感又纖細，女強人的氣勢少了一半。

「衣服太鬆，都要重買。」蓉蓉哀怨地說，惹得我們一陣大笑，也太炫耀了，這是個奢侈的煩惱吧。「不是只有衣服鬆，皮膚也變鬆了。」蓉蓉又說。

「沒關係，打音波拉皮和電波拉皮拉得回來。」我趕緊安慰她，不過我也注意到她的膚色變暗沉，不像之前膚色深得發亮，膚質也有點變差，看來，她減重的速度太快，造成了一些後遺症。

「最近頭髮掉好多，枕頭上和浴室都是落髮。」蓉蓉嘆氣說著。

「我爸爸前陣子住院，我忙翻了，最近也一直掉頭髮。」閨蜜莎莎也附和。

「前陣子，我生完老三之後，也是狂掉頭髮，還好最近長一些回來了。」閨蜜小利也說。

「唉呀！妳們都沒我嚴重，不戴帽子不能出門了。」極速瘦身的蓉蓉一邊說著，一邊拿下她的帽子，這時我們才注意到，她的頭髮變得很稀疏，而且像稻草一樣沒有光澤。

頭髮也需要養分，「想瘦」不能急過頭

這是典型的「休止期落髮」，一般人為了減重，都會減少飲食，但如果減重的速度太快，攝取的營養嚴重不足，毛囊的養分減少，便會導致頭髮生長趨緩，甚至提早結束壽命而大量掉落。這方面我可經驗豐富，因為在診間也常會遇到這樣的患者。

「你的體重不能再掉了喔！」我提醒蓉蓉要停止強度過頭的減重方式，這樣才不會再繼續落髮。減重的同時，營養攝取也要注意才行。

「我知道了啦！」蓉蓉用力點頭。「那我要趕快找你治療落髮了。」蓉蓉跟我預約。我告訴蓉蓉：「沒問題，一定可以恢復，但是需要幾個月喔。」

頭髮只要幾天就可以掉光，但是長回來可要好幾個月，如果當初減重速度慢

一些，就不會造成大量落髮了。

邊回答蓉蓉，我心裡想邊想著：「雖然是大工程，但是蓉蓉妳放心，我一定會把妳變回美美的！」

所以，別只想著減肥了，好難得大家聚在一起，韶光似箭，美食當前，先吃了再說吧，別太虧待自己了。

「大家開動吧！」我們同時說著。

休止期落髮一小知識

人們會注意到自己掉頭髮，通常是在洗頭的時候，掉下來的頭髮多到把浴室排水孔塞住，這時候就會非常緊張，擔心是不是生病了。正常來說，我們的每根頭髮都是有壽命的，大約是二至四年，所以每天都有壽命終了的頭髮會掉落，一天大約五十至一百根，然後，毛囊休息幾個月後，會重新再長出新的頭髮。

當身心遭遇巨大壓力時，可能會讓更多頭髮提早結束壽命而掉落，如果超過一百根，便算是休止期落髮。這種巨大壓力包括營養不良、快速減重、嚴重疾病或手術、生產、至親過世之類的精神壓力、或是某些藥物的影響。（好友蓉蓉的掉髮狀況，便是過於快速的減肥所引起的。）

很多人都用飲食控制的方式減重，如果只吃單一飲食如水果，會造成營養不均衡，或是過於極端的節食斷食，使得身體養分不足。養分不足的時候，身體會先供應給重要器官，減少供給毛囊的養分，這時就容易看到頭髮大把大把的掉落。不過，通常只要將這個造成落髮的巨大壓力解除，慢慢地，過幾個月，頭髮就會再長回來。

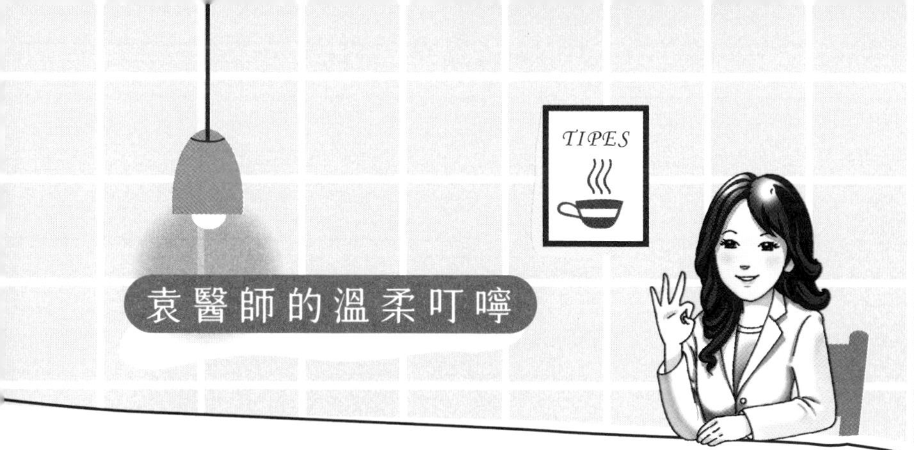

袁醫師的溫柔叮嚀

減重真是人生一大課題呀！雖然大家都很好心的說我很瘦，但我也是屬於吃了就會胖的體質，我人生第一次感受到體重飆升速度的可怕，是我剛上大學的第一年，當時住在學校宿舍，每天都到學校自助餐廳吃飯，跟同學們一樣吃著飯菜滿滿的餐盤，再加上中秋節吃好多月餅，才開學一個多月，我就胖了九公斤，是貨真價實的九公斤呢！（欸！就說我是吃得胖的。）

以前的我好像也沒有因為體重感到自卑，應該是我周遭的朋友都能夠互相尊重吧。其實，身材並沒有統一的標準，不管胖瘦都要喜歡自己、愛自己才對。

除非體重已經到危害健康的程度，才要考慮減重。現在減重的方式很多，建議大家不要求好心切、操之過急，因為身體已經適應原來的體重，如果體重有大幅度的變動，會造成身體無法立刻調適，不只落髮、還可能會有其他症狀，如此一來，不僅減重的效果不彰，還要治療減重帶來的疾病，反而得不償失。

讓世界充滿更多陽光

——燙傷 若未及時將熱源移除，對組織的熱傷害會繼續擴散，疤痕也會更明顯

「我告訴他這是正常的疤痕，沒什麼奇怪的！」爸爸的個性樂觀，也帶給淋淋正面的態度。不過，堅強的爸爸有時也難免心酸。

事情發生那天，媽媽渾身顫抖地抱著昏過去的淋淋坐上救護車。

「發生什麼事？」面對救護員的詢問，驚慌的媽媽腦筋一片空白，完全回答不出來。剛才事發的經過像一張張模糊的照片，如雪花般飄在空中，怎麼樣奮力都抓不住。

烏雲遮住了陽光，疼痛侵蝕著淋淋

那是個一如往常的午後，暖暖的陽光，驅趕了二月的涼意。淋淋爸爸開的飲料店忽然接到了一張大單，姑姑、阿嬤都來店裡幫忙，新的一年才剛開工沒幾天，大家聊著過年的話題，一邊工作，就像往常一樣。

一桶桶煮好的紅茶、綠茶、烏龍茶放在餐檯上，因為量大，很快的餐檯位子不夠擺放，後續煮好的茶桶，就先被擱置在地上，煙霧氤氳，而兩歲多的淋淋就在旁邊推著玩具車車。

「嘟嘟～～車車來了喔！」

玩了一陣，淋淋肚子餓了，搬一張小凳子來，踩在凳子上，伸手到餐檯上拿湯匙，就像平常一樣。冬天的毛衣和厚外套包覆小小身軀，讓他的手臂無法順利延伸，淋淋身體前傾，單腳抬起，一隻手撐在桌上，奮力地伸手向前撈。

好不容易，他終於開心的拿到湯匙。突然一片烏雲遮住了陽光……。

也許是太開心要吃點心了，淋淋把腳放下來的時候，沒有踩到凳子，而是直接掉進旁邊那個滾熱的茶桶。撞擊的聲音加上淋淋的叫聲，所有大人立刻轉頭。

不到三歲的淋淋，只有頭和肩膀露在茶桶上，胸部以下是浸泡在熱茶裡，冒出來的白煙混雜著大人們的尖叫，姑姑立刻搶上前把淋淋抱了出來，在一陣焦急的喊叫聲中，有人幫淋淋沖冷水，有人打電話叫救護車……。

媽媽說，她永遠忘不了那天孩子的尖叫聲。

到了醫院，由於淋淋全身超過百分之五十的面積有二度至三度的燙傷，被安排住進了燒傷中心。燒傷中心是專門收治燒燙傷的加護病房，為了維持病房環境，爸爸媽媽不能在裡面陪淋淋，只有在醫院規定的會客時間才能進去看他。小小年紀的淋淋還沒離開過家人，一個人獨自在陌生的醫院裡，不理解周遭的狀況，永無止境的疼痛，彷彿掉進地獄般，害怕、緊張和無助。

每次換藥時間一到，換藥推車的輪子摩擦地板「喀啦！喀啦！」的聲音靠近，淋淋就開始放聲大哭，拆紗布和清理傷口都是椎心刺骨的痛，偏偏傷口範圍又大，需要很長的時間換藥，那種痛像永遠不會停歇般，小小的身軀顫抖著。

後來爸爸才知道，淋淋晚上常常做惡夢、說著夢話、沒幾個小時就驚醒，醫院的牆、天花板、儀器，在夜晚會變成怪物向他靠近、然後包圍吞噬，甚至連病床都有怪物躲在裡面。還有一隻最可怕的章魚怪物，從天花板伸出一隻隻的腳和吸盤，這些腳慢慢地延伸到牆壁、地板、爬到床上，將淋淋緊緊按在床上。小小的淋淋，把自己的恐懼形容得莫名生動，即使過了三年，淋淋在任何地方看到掛在天花板的吊燈，依然會讓他想起醫院那隻攻擊他的吊燈章魚，嚇得躲在爸爸媽媽後面。

在醫院一個月的時間裡，全部的醫護人員努力搶救，進出手術室的次數多到數不清，傷口需要清創、補皮，因為超過百分之五十的部位燙傷，需要接受皮膚移植的面積大，可以取皮的位置很少，後來只好取到頭皮，原本沒燙傷的頭皮，也因為取皮造成了傷口，都需要包紮起來，小小的淋淋全身被包滿白色紗布，只剩下一張小臉露出來。

淋淋的爸爸媽媽每天只能用短短的會面時間探望他，有時遇到剛手術完還在昏睡，也沒辦法和淋淋說說話，讓媽媽好心疼，聽到護理師說淋淋會害怕拆紗布換藥，媽媽安撫著淋淋：「要換藥才能趕快好，我們就可以趕快回家喔！」只露出小臉的淋淋痛苦說著：「好。」接著又說：「我想媽媽，我好想回家。」媽媽說，她只能在淋淋面前強忍住淚水，走出燒傷中心眼淚才潰堤。

好不容易，一個月痛苦的煎熬過去了，但老天並沒有還給媽媽一個完好的淋淋，而是一個全身包滿紗布，需要換藥、復健、容易驚嚇、身體和心理都是傷的孩子，這要怎麼照顧呢？

淋淋需要全天的照料，支撐一家經濟來源的飲料店也要有人打理，而淋淋還有兩個在讀國小的哥哥需要陪伴。

陽光從葉縫中灑落，小可愛重拾了開朗

一出院，爸爸就帶著淋淋到陽光基金會報到，接下來一年半的漫長復健過程，都是由基金會照顧。

起初，全身包滿紗布的淋淋還需要換藥，加上一週兩次的復健治療，讓淋淋重新學習站立、坐下、蹲下、走路。這些對一般人來說輕而易舉的動作，淋淋都

要忍著傷口疤痕拉扯的痛，才能完成。兩歲多的小小孩只能用哭鬧來拒絕，甚至一聽到要去醫院、基金會、或是脫衣服就會害怕且排斥，出現明顯的創傷症候群反應。

媽媽既心疼又著急，醫師交代要復健才不會造成關節攣縮、疤痕要按摩才會軟化，媽媽心裡在拉鋸、壓力好大，一度陷入低潮，覺得「是不是全天下只有我的小孩這樣？」那種全世界的燈都熄了的沮喪，還有「當初要是小心一點就好了」的懊悔念頭，常常傷害著自己。

幸好，有陽光基金會的支持

透過基金會舉辦的活動，淋淋媽媽認識了其他相同際遇的家長，過來人互相加油打氣，媽媽重新以樂觀的態度來照顧淋淋。

「裡面會不會有蟲蟲？」淋淋在門口哭著不進來換藥的時候，社工師用著童言童語和淋淋玩。「我知道很痛、幫你把紗布弄濕濕、慢慢拆喔！」護理師用同理心溫柔地告訴淋淋。

「我特地留一台車車要給你玩喔！」治療師連哄帶騙，用遊戲增加淋淋的復健意願，只希望淋淋每個關節都要活動，才不會攣縮。

淋淋有了社工師和諮商師幫忙溝通安撫，漸漸地不再排斥換藥和復健，警戒和敏感的情緒也得到緩解，以前那個常常陪阿嬤去菜市場賣滷蛋、人見人愛的小可愛又回來了。

「我非常擔心淋淋離開陽光的保護傘之後，會沒辦法適應。」爸爸眼神充滿不捨的說。原本淋淋是家中最小、也是最可愛的小寶貝，非常受寵愛，淋淋也是個貼心的孩子，會為忙碌的爸爸搥搥背，還會童言童語的向爸爸撒嬌，一整天的忙碌之後，聽見孩子稚嫩的聲音，爸爸說，所有的勞累都不見了。

磨難總會使人快速長大，經過這場意外，小小年紀的淋淋變得成熟、敏銳，為了更清楚表達自己的傷痛，他使用語言的精準度提高不少，小小年紀常常說出令大人驚豔的話語，或許唯有這樣，他才能跟周遭許多陌生的大人溝通，讓自己的傷痛被重視。

與淋淋對話，確實能感受到他的靦腆與成熟，聽著他稚嫩的聲音，我總不忍想像他遭遇過的那些事。

直到一年半的復健治療結束，淋淋準備要去幼稚園讀中班。入學前，爸爸非常擔心淋淋在學校受到異樣的眼光，原來在青少年時，爸爸也曾經因為青春痘而被同學嘲笑，深知校園霸凌的威力。

我們總希望自己是特別而令人注目的，但淋淋身上的「特別」實在太沈重了。

幸而，在社工師和諮商師的幫助之下，淋淋對於別人好奇的疑問「你身上穿的是什麼？」或是「你身上那是什麼？」，已經可以很自信的回答出：「我穿的是壓力衣。」、「這是我的疤痕！」

多麼成熟，多麼努力的孩子！

勇敢正面的力量，無所畏懼而充滿溫暖

這天是個天氣晴朗的午後，太陽讓出中間位置，移到旁邊，變得可愛，不再炙熱難耐。我走進了「小陽光繪畫藝術成果展」，展場是一棟有歷史意義的建築物改造而成。看見我走進來，一樓接待的社工師趕緊送上小禮物，然後帶著我，走上別具風格的水泥樓梯。

我看看手上的小禮物，是以成果展畫作製成的口罩和明信片，作工挺細緻。

進到第一展廳，已經有不少人了，我一眼就認出五歲多的淋淋，飽滿的寬額頭、小巧的鼻子，慧頡又聰明的眼睛，一邊打量著我一邊大聲說：「阿姨好！」

「貼這裡對不對？」淋淋乖巧的玩著我送他的貼紙書，偶爾撒嬌的問爸爸。爸爸對於淋淋幾次打斷我和他的訪談，也都很有耐心地回應。

「我告訴他這是正常的疤痕，沒什麼奇怪的！」爸爸的個性樂觀，也帶給淋淋正面的態度。不過，堅強的爸爸有時也難免心酸。

曾經，帶著淋淋到速食店的遊戲區遊玩時，其他小朋友看了淋淋的疤痕一眼就走開，不願意與淋淋在同一個房間，甚至有不了解的家長擔憂的詢問「這會不會傳染？」這世界沒有對我們仁慈的義務，即便淋淋看起來已經準備好了，但想到寶貝兒子從小就要學習面對外界異樣眼光，爸爸說到還是不免難過。

我聽了，也在心裡輕輕的嘆了一口氣，這必會是淋淋這孩子一生都脫離不了的課題，得要有多強大的心理，才能把這條路繼續走下去呢。

即便社會進步，觀念開放，我們對於跟我們不太一樣的人，接納度依然是很低。外表有傷病的人，內心往往脆弱，也希望被當成一般人看待，希望外人不要盯著他、甚至指著他。「我們不是怪物」是他們心裡的話，一般人卻聽不見。下回，若是見到他們，你或許會好奇，或許會有點害怕，但在理解之後，請不吝給他們一個友善的微笑，只要一個微笑，他們就會收到和陽光一樣溫暖的心意！

燙傷一小知識

「沖、脫、泡、蓋、送」的口訣，相信大家都常常聽到，但是常常沒有確實做到。雖然說燙傷的深度和造成的傷害是在燙傷當下就已經決定，但是如果沒有及時將熱源移除，對組織的熱傷害會繼續擴散，傷口會更惡化，當然將來的疤痕也會更明顯。

燙傷時，沖水或浸泡冷水的作用，是為了快速降低皮膚表面的溫度，但是請切記，千萬千萬不可以使用其他感覺涼爽的東西取代，我曾見過燙傷患者用牙膏、含薄荷的油膏，甚至一些偏方像是麻油等的東西來塗抹患部，這實在危險，不僅不能達到降溫的目的，反而增加醫療人員清潔傷口的困難，還可能會造成更嚴重的感染。

來診所就診的燙傷患者多半是二度燙傷，也就是起水泡、發紅疼痛，燙傷深度到達真皮層，面積不大但需要治療。如果二度燙傷的面積較大、或是三度以上就需要住進醫院的燒傷加護病房治療。

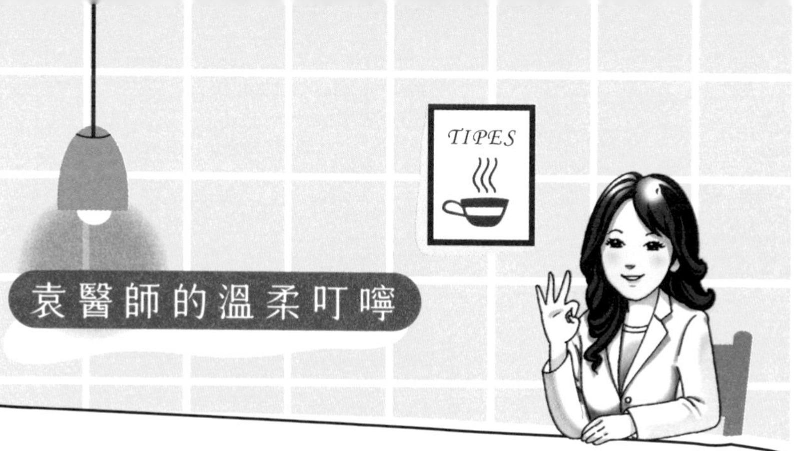

袁醫師的溫柔叮嚀

大家最常在哪裡被燙到呢？沒錯，就是廚房，最多是熱水、熱湯、熱茶，還有下廚時，被濺起來的油噴到；其次是騎樓和路邊。你或許心想，騎樓有什麼熱的東西會燙傷？當然有，而且燙傷的位置還很接近，大多就在小腿左右。你猜對了，就是機車排氣管！我就診治過不少被排氣管燙傷的傷患。

大多數人都有被燙傷的經驗，只要一小塊，那種「咻咻咻」的抽痛就快受不了了，萬一燙傷面積較大，日夜無盡的抽痛，痛徹心扉，我只要一想到就頭皮發麻，心都揪了好幾下。

當我還是實習醫師時，曾有一段時間在加護病房照顧嚴重燒燙傷患者，每當要幫大面積的燒傷患者換藥時，我不會忘記那種因為極度疼痛而發出的哀嚎聲，簡直就是人間地獄，帶給年輕的我很大震撼。幾乎所有的燙傷都是不小心造成的，真的要提醒大家，靠近熱源時，一定要小心再小心。

寧信偏方不信醫方的萬人迷
——毒液會讓皮膚發紅刺痛、起水泡的隱翅蟲皮膚炎

所有的傷痛，都需要時間來治療。我是醫師，不是神仙，我可以給患者最好的治療，但患者需要給我時間與信任。

夢裡，我看見自己躺在病床上，葉子般的軀體輕輕飄起，灰暗中兩個護士低聲抽泣著，黑暗的走廊向無限伸長，耗盡元氣的藍色窗戶一格格鑲在兩旁。遠處，也許是長廊的轉角，傳來一陣恍惚無措的腳步聲，聲音大到要穿破耳膜，那個丁點大的男子忽然出現在我面前，微低的頭，濃黑的兩道山峰眉頂出幾道抬頭紋，是他一貫的姿勢，圓圓的大眼睛看著我身後那張床，忽然用手摀住抽慉顫抖的臉。想伸手告訴他我在這裡，可葉子沒有手，怎麼也搆不著，我急得哭了出來，葉子

承受不住一滴滴的淚水，漸漸下墜……。

驚醒之後，我重看了《新不了情》，看到片尾劉青雲走進袁詠儀的病房，劉青雲的手撐不住那載滿淚水的重量，和我在夢裡看到的根本一模一樣。

不知道為什麼，一直想起王董，雖然我見到的王董總是熱情、幹練，可能從未哭過，王董的臉和劉青雲的臉輪流出現，到後來我已經分不清誰是誰了。

原來相識之前，緣分就已悄然開始

其實王董還沒來診所看診之前，我就聽過他的名號了，因為不時有患者告訴我，他是王董介紹來的。

有一天，一個粗黑眉毛、寬下巴、皮膚黝黑的男子坐在我面前，一坐下來不是先講述病情，而是先給我他的名片，告訴我他介紹好多患者來，原來他就是久仰大名的老闆王董。

我好奇王董怎麼知道我的診所，原來是他的員工曾經來就診後，很感謝我將他的舊疾治好，於是將我介紹給他。他說話時眉飛色舞、手臂舞動的氣魄可以發散到幾棟房子外，頓時顯得我的小診間裝不下王董。

原來，緣分從互不認識時就開始了。

來者不拒的各式祕方，頑強復發的皮膚問題

「袁醫師，你看我這顆會不會是癌症？」王董關起他的尬聊模式，話鋒一轉，皺起眉頭，擔心的指著他膝蓋旁邊那顆七公分的凸起問我。

「你這顆長多久了？」我一邊觸摸那顆不紅不硬的大腫瘤，一邊問他。

「大概一個月，它本來小小的，長很快，會不會是癌症？」王董擔心的又問了一次。

「你有撞到或壓到嗎？」我試著按壓，感覺裡面應該是液體，但是通常不會長這麼快。

「嘸啦！一開始有撞到小小的，後來朋友介紹推拿師幫我推了好幾次都沒用，還越來越大，你看會不會是癌症？」王董又加重語氣，擔心的問。

「你先別擔心，我幫你把裡面的液體抽出來！」於是我幫他抽出三管的紅色透明液體，很少見到這麼大顆的水瘤，可見這些水占據在皮下的空間很大。為了不讓清出來的空間很快又被新生的組織液占滿，我幫他用彈紗（醫用繃帶）壓好捆好。看來推拿師為了這個VIP客人，特別賣力地推壓，反而刺激這個空間變大，才聚積更多的組織液。

解釋給王董聽之後，他又再三詢問我，確認這不是癌症，才放心的離開。

我心想第一次和王董的交手，沒讓他失望。

過幾天，王董的水瘤又腫回原來的大小，「怎麼會這樣？會不會是癌症？」王董有點激動，他為此煩惱得睡不著。我也很驚訝，一定是有什麼刺激，組織液才會這麼快又填滿整個空間。一項項詢問確認後，我稍稍鬆了一口氣，終於找到問題的癥結。

「嘸啦！我朋友說要再推才會快點消腫，就又幫我找一個很厲害的推拿師，每天來我家推，結果又腫起來了！」王董恍然大悟的說。熱情的王董交友廣泛、人緣超好，每個朋友一聽到王董身體不適，立刻送上各式祕方，王董也都來者不拒，統統收下。

很快，王董解除了癌症的焦慮，我也感受到王董的魔力，事業有成的王董，在附近買了一塊地，自己養雞種菜，全部採用有機耕種，細節之講究讓我好生佩服。王董知道我會做菜，不時要他員工送來新鮮雞蛋和現採蔬菜，還邀我們全家到他山上的農莊玩。他知無不談、樂於分享，草根性的作風，爽朗的笑聲，一點都沒有大老闆的派頭，難怪朋友都喜歡他。

王董很注意身體健康，吃的食物除了自己種，就是經過他精挑細選的。他也常去爬山鍛鍊身體，固定進行健康檢查，有時候報告上出現一兩項紅字，就會帶來跟我討論。「你別看我這樣，其實我很怕死！」王董不好意思地說。

好意不等於有益，用對更重要

有一次，王董又憂心忡忡地到診所找我，「我這會不會留疤？」

原來，王董三天前去溪頭爬山接觸了隱翅蟲，一個不小心染上隱翅蟲皮膚炎，在臉上及脖子上都有潰爛的傷口，狀況慘烈。我趕快幫他準備口服藥和外用藥膏，並叮嚀他要小心照顧傷口。知道他怕死，再三跟他保證，通常連續治療一至二周，傷口就會恢復。

王董三天後回診，傷口不但沒有如預期中進步，潰爛的情形反而更嚴重。我知道王董的朋友多，趕忙問他擦了什麼，果然，朋友們一聽到王董的狀況，又送來一堆瓶瓶罐罐，像是中草藥、蜂膠、精油和幾罐王董自己也搞不清楚的東西。

朋友們希望王董快點好，王董也收下朋友們的好意，統統擦在傷口上。但他們忽略了，傷口和正常皮膚不同，缺少表皮障蔽保護，擦在正常皮膚上的東西，不一定可以擦在傷口上。我相信王董擦上去的這些瓶瓶罐罐，一定都價值不斐，都是朋友的好意，但是好意不等於有益，用對，比用貴重要。

「嘸啦！我朋友就說這些藥最好。」王董想幫朋友辯解，「都是幾十年的好朋友，平常也很照顧我，想說他們不會害我。」

「你先等皮膚長好再用！」我知道王董一定不想辜負朋友的好意，與其不讓他用，不如請他慢一點再擦，幫他把心裡的坎過去了，才會好好聽話。

再三天後，傷口潰爛情形有改善，看來他確實有忍住不擦其他東西，我趕緊稱讚他照顧得很好。沒想到，本性難移，再過了三天後，傷口竟然又惡化。

「我擔心留疤，朋友又拿了幾罐去疤的來……。」王董一臉歉意。

「你下次把那些藥帶來給我看，我幫你選啦！」唉！怎麼講都沒用，我只好這樣說。

「有些是朋友自己做的，也沒有標示，還有一些親戚自己種的草藥，我也不知道是什麼。」王董面有難色地說。

「你那些朋友是醫師嗎？如果你只用我的藥，沒有擦別的，傷口現在應該癒合了。」沒辦法，為了王董好，我只能給他當頭棒喝。

治療需要時間，用藥需要相信專業

其實我的內心是有點難過的，王董對我的信任顯然比不上朋友。

就這樣，隨著王董搖擺不定的念頭，傷口時好時壞，我好說歹說告訴他千萬要忍住，最後拖了一個多月，傷口才癒合，足足比正常治療的患者多花了三倍的時間。

對王董，我心裡總有些遺憾，要是他可以對現代醫學有信心一點，專注聽我的醫囑，傷口的進步狀況，一定都在我的掌握之內。王董老是過度擔心身體狀況，才會想走捷徑，偏偏傷口癒合需要時間。所有的傷痛，都需要時間來治療，認識也是，不認識也是。巧合之下，《新不了情》裡的阿傑遇見了阿敏，他們要愛上彼此，需要時間，阿傑要離開 Tracy，也需要時間。或許，Tracy 就是太急了，才把阿傑嚇跑了。

我是醫師，不是神仙，我可以給患者最好的治療，但患者需要給我時間與信任。我知道王董擔心自己的病徵，每天看著自己身體的傷口、疤痕，難免會感到焦慮，所有來見我的患者都有這樣的焦慮。

電影最後，阿敏對阿傑說：「如果人生最壞只是死亡，生活中怎會有面對不了的困難。」

我除了感動，也真佩服阿敏的豁達。而我也真想這樣告訴王董。

隱翅蟲皮膚炎—小知識

隱翅蟲因為身上帶有毒液，這種毒液是強酸性、具腐蝕性，若接觸到皮膚就會引起灼傷、發紅刺痛、起水泡和潰瘍。另外，還有一種荔枝椿象的毒液也會造成類似的皮膚灼傷。

如果身上出現來路不明的蟲子，千萬不要拍打，最好是將它吹走，或用其他物品輕輕將它移走。

若是不小心接觸到毒液，要先用大量的清水沖洗，將毒液稀釋；千萬不要覺得皮膚刺癢就摳抓，如果摳抓的手又抓了其他部位，那可會將毒液擴散，後果不堪設想。

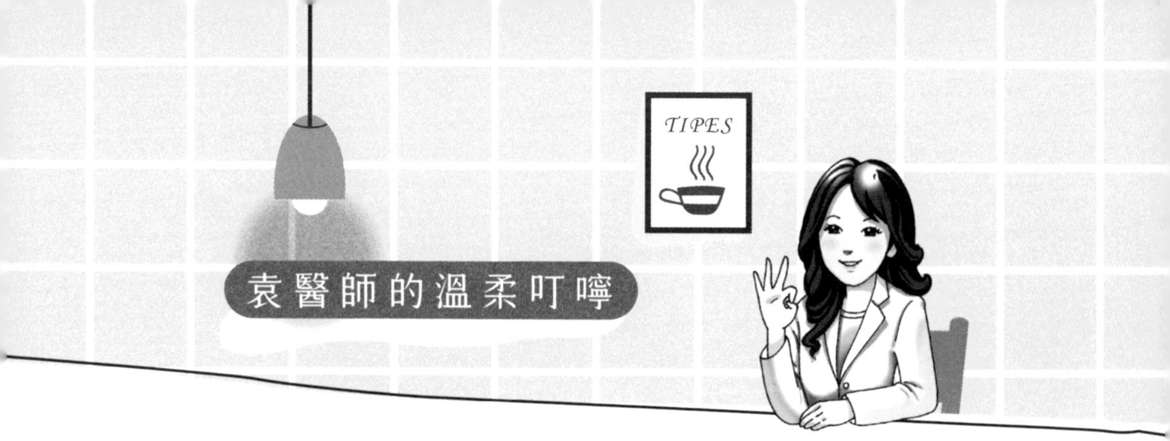

袁醫師的溫柔叮嚀

我遇過很多和王董類似的患者，常常聽鄰居說、家人說、朋友說，反而不相信醫師說的，還有人很喜歡拿些來路不明的草藥或偏方，鼓吹患者不要用西藥、甚至說西藥會害人之類毫無根據的話。

如果誤信這些，反而造成病情惡化，延誤再回來給醫師治療的時機，通常這種情況之下，患者的病痛會拖更久，有時還會造成醫者與患者之間的誤會。

如果對於醫師開的藥有疑慮，最好直接問醫師，醫師都希望患者快點好，會有開這些藥的依據，如果患者有什麼狀況不能吃藥、甚至不喜歡吃藥，都可以和醫師商討出替代方式，千萬不要自己擅自改變（偷偷用會被醫師發現的啦！）。如果真有想一起吃、或一起擦的其他藥品，最好也能帶來和醫師討論，醫師一定會給予專業的意見。

似懂非懂的不懂哲學

——基底細胞癌 容易偽裝成身上的痣，不痛不癢難以察覺，若有懷疑要多留意

「我得了和金鋼狼一樣的病！」治療期間，林董鼻子上貼著紗布或除疤貼片，遇到朋友關心，他總是著麼回答。

初秋的中午，苗栗飄著細細無聲的微雨，古厝的紅磚遇水而發，彷彿牆壁上貼著一張張紅包袋，兀自站在灰色烏雲下，迎接我們。

我們在中興大學ＥＭＢＡ企管碩士班一起念書的同學，即使畢業十六年，還是每月舉辦家庭聚會，參加聚會的人數越來越多，因為十幾年來，家庭成員每年

都在增加，比如像我生了兩個小孩，有同學則是孩子成家、添了孫子，家人們也互相熟識，像個超級大家族。這個超級大家族，需要有熱情、喜歡幫忙的同學來促成，剛好我們班有好幾位這樣的同學，其中一位就是林崇億。剛開始，我們稱他「林董」，他都笑嘻嘻的說：「不懂，不懂啦！」十多年來，還是說著：「不懂，不懂啦！」這位不懂的林董就是今天聚會的發起人，也是促成餐廳「沐暉苑食」的幕後推手。

幾年前，林董喜歡上這座位於苗栗田中央的古厝三合院，便買了下來。樸質的房子經過數十年歲月淘洗，很多地方都需要整修，但林董興致勃勃，頗當一回事的經營著。還記得當時他開心的告訴我們整修計畫，然後便一家家尋找適合的屋瓦、紅磚和各種材料，再聘請熟稔古法修繕的師傅，一樣樣、一件件把這座三合院的歷史延續下去。多年來，門外的梅子樹原本沒人照顧，經過林董細心照料，很快就結實纍纍，我們這家族裡的孩子們都採過、也吃過這棵樹上的梅子，梅子小小的，大約鳥蛋的大小，青綠色，直接吃不好吃，孩子都嫌苦，但是做成酸梅或梅酒之後，那可是滋味飽滿！那幾年孩子還小，我們常帶他們去三合院玩，三合院旁除了有很多樹可以玩賞，林董還在水池養魚，院子裡養雞，孩子們可以大膽的玩、開心的叫，林董一概歡迎，每次離開前還會給我們一人一袋當天新鮮的雞蛋帶回家。

「哇！好美喔！」進到餐廳的大家都不禁驚呼著，紅磚牆上掛著一輪銅鏡，看著彷彿是夜空裡白淨的明月，月影就映落在餐桌上，像個圓盤子似的，設置創意十足，原來現代風格的餐桌椅和古意的紅磚瓦厝一點也不違和。

林董的餐廳主打西式餐點，主廚精心製作的異國美食，從選材到烹調都有巧思，驚呼好吃之餘，讓我也不禁好奇地想走進廚房瞧瞧。比起美味餐點，林董管理的廚房更是令我大開眼界，雖然並不是開放式廚房，但裡面的物品擺放得整整齊齊，食材一一置放在有蓋子的儲存桶內，動線流暢，地面乾燥潔淨，連垃圾桶周邊也清理得乾乾淨淨，當然，不可能看到蟑螂老鼠。

「不是消滅害蟲，而是管理環境。」林董常常教育我們。林董是國內知名環境衛生用藥製造商的大老闆，市面上你聽過的蟑螂藥、螞蟻藥、老鼠藥……有很多都是出自林董家的工廠。這可是我們每個人生活中的大困擾，也因此，林董常常被朋友詢問「如何消滅家中蟑螂、老鼠」。

從生態環到皮膚診治都是一體兩面

身為藥商，林董卻不懂得積極推銷自家的藥，十幾年來，每當我們這些「家族朋友」們問起這個問題，林董總是不厭其煩的宣揚他那環境管理的觀念，我聽了不知道幾百次，都要背起來了。

「蟑螂、老鼠比人類還早來到地球，是我們人類占據了他們原本居住的家，我們不能把他們全部消滅！」更何況，地球存在著生物多樣性，若少一種生物，可能會造成另一種災害，像是蚊子死了，蝙蝠和青蛙就缺乏食物，對於環境並沒有更好。

比起用藥，林董更喜歡教我們管理環境，像是家中不要到處都有食物，讓蟑螂、老鼠愛上這個家，家中存放食物的桶子要密封，垃圾桶蓋好，另外，家中牆壁窗戶的縫隙破洞要處理，才不會有縫可鑽，否則永遠有下一批蟑螂老鼠等著進來，再多的殺蟲藥也阻擋不了。我們人類非常聰明，幾十年前，科學家就發現了殺蟲劑DDT可以殺蟲，控制瘧蚊、蒼蠅和蝨子，減少瘧疾、傷寒、和霍亂等傳染病，重要的是，對於人類的危害似乎不大。後來，自然文學作家瑞秋・卡森，發現院子裡變得寂靜，毫無來由的沒了鳥叫聲，因緣際會寫下了《寂靜的春天》一書，我們才開始正視，原來DDT對人類危害不大，對於鳥類卻是極大的傷害。

就像我常常對患者說的，皮膚出狀況了，生病的根源或許並不只在皮膚上，治療的方法也各異。林董也說，管理害蟲要注意的面向很多，既要減少害蟲困擾，又要對環境友善，重點是還需顧及其他生物的活路，所以，如何「更安全」的減少害蟲，是廿一世紀科學家研發各種驅蟲配方的首要考量。回想小時候，長輩們使用DDT殺蟲劑時那種豪邁，看到蚊子就噴，連人身上也照噴不誤，不怕毒，就怕噴少了。以前不懂，現在稍微懂了一些，想一想還真可怕，可以平安長大真好啊。不懂、不懂，人類總在錯誤中不斷求進步。

有些懂、有些不懂的人生淬鍊，成就更好的我們

當年，科學家保羅穆勒因為發明了DDT而得到諾貝爾獎，雖然有些後人批評他，不過他的初衷畢竟是良善的，也促使環境用藥科學的進步，今天我們才能有這樣的基礎，從經驗中學習。幾十年後，這些教訓讓我們思考如何讓地球永續，這也是我們「家族」近幾年聚會討論的重要議題。回頭思考，在我的專業領域裡也是如此，前輩們觀察病灶，重複實驗用藥，有時藥性極佳，但對人體卻是有害的，有時藥效溫和，卻無法根治疾病，人類不斷的在與疾病對抗，直到終於找到最佳的治療方法。

就如林董的環境用藥論點，在醫學上，有很多的病灶初期會有些特徵，我們

若能及早發現，及早治療，傷害最低，安全性最高，對於預後當然會更好。

大約在三年前，某次聚餐中，我剛好坐在林董隔壁，忽然看到他鼻子上有一顆米粒大的痣，但又有點不同，它突起的形狀不太規則，顏色也不平均。這在一般人眼中絕對不以為意，但我是專業皮膚科醫師，這個我可懂。當下心中的警訊響起，立刻請他做切片化驗。果然，這不是痣，是一種常見的皮膚癌「基底細胞癌」，雖然這種癌長得很慢，隨時可治療，不過若能在早期就將它切除乾淨，可以更有效預防再發。

「我得了和金鋼狼一樣的病！」治療期間，林董鼻子上貼著紗布或除疤貼片，遇到朋友關心，他總是這麼回答。原來是飾演金鋼狼的演員休傑克曼，也曾經因為基底細胞癌，接受六次手術治療。雖然基底細胞癌很少轉移，預後極好，不過畢竟是癌症，患者的擔心多半需要一些時間才能平復。豁達的林董很快就恢復往常的活力，騎車、打球、旅遊幾乎沒有中斷。果然是不懂的哲學。

上菜了，一道健康的主菜端上桌，爐烤的鮮嫩春雞，烤過的紅黃綠與紫紅色醋醬，圍繞在旁，擺盤像是一幅精緻的畫作，大家驚嘆之餘，也紛紛拿起照相機拍照，我看著這夥老同學，十六年來皺紋多了些、頭髮白了些，但內心仍然年輕積極、還有歷練後的堅強，現在也許都是我們最好的狀態，就像這個餐廳老房子，呈現比當年更美的風貌！

「林崇億，你們這家餐廳太美，料理太好吃了，我回去要幫你打卡宣傳。」有位同學笑著說。

「對啊！對啊！」我附和著。

「林董，你真的太會了，太懂了！」另一個同學說。

「哈哈，不懂，不懂，不懂啦！」林董依然謙遜地說著。

人類也是自然的一部份，就像這初秋苗栗的微雨，潤物無聲，林董的不懂，或許才是真懂。

●基底細胞癌－小知識

皮膚癌中最常見的就是基底細胞癌，還好它長得慢、幾乎不會轉移、惡性度較低、致命性也較低，通常只要切除乾淨就好。

基底細胞癌與紫外線曝曬有關，容易長在臉部、手背及前臂，通常不痛不癢，長得很像痣。建議要注意防曬，預防基底細胞癌產生。因為基底細胞癌容易偽裝成身上的痣，一般人難以察覺，更需要特別注意，若有懷疑，要儘早找皮膚科醫師診斷喔！

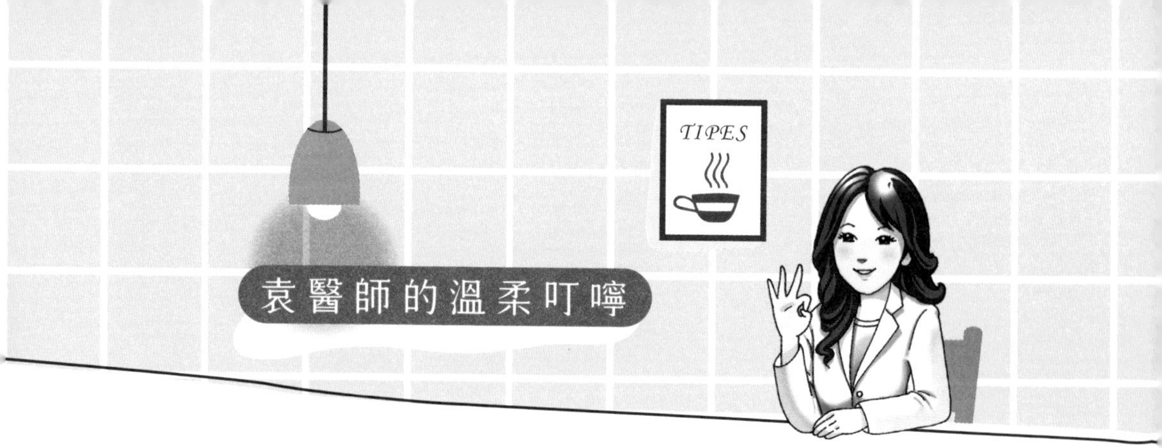

袁醫師的溫柔叮嚀

另外一種常見的皮膚癌是黑色素細胞癌，它的惡性度比基底細胞癌高，但還好發生率較低。

大多數的黑色素細胞癌是由痣演變成的，所以定期觀察身上的痣、或是黑斑、胎記是重要的，尤其是手掌及腳掌部分。建議半年拍照記錄一次，照相時將量尺擺在痣旁邊，方便比對痣的變化，好分辨有無惡性的可能。（十年長大 0.5 公分和半年長大 0.5 公分，代表的意義是不一樣的啦！）

若是痣轉變為黑色素細胞癌，會有 ABCDE 的特徵變化，也就是痣的形狀會變得跟以前不一樣了，比如說：忽然形狀改變、邊緣變不規則、顏色改變、擴大或隆起，尤其是短時間內忽然改變的痣，它們演變成皮膚癌的機率大增。來給皮膚科醫師檢查時，記得帶上這些痣歷年來的照片寫真集。

Part 3

與人生導師，溫柔相擁

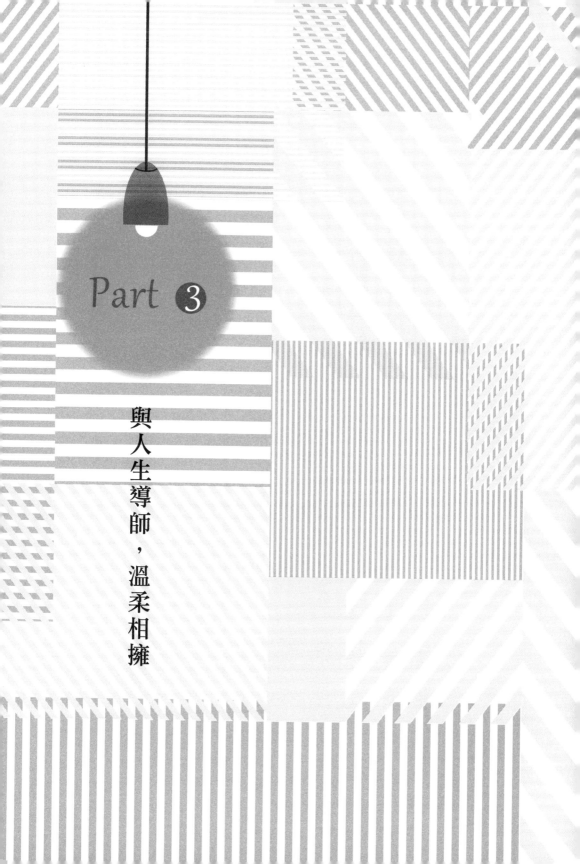

爸爸教會我的最後一課

我的爸爸，就像一棵樹，而他真的成了一棵樹，一棵教會我人生許多事理的樹。父女情緣，一期一會，這或許是父親教會我最重要的一課。

那是個週日下午，天氣燠熱，車子開進停車場，特地選了一個在大樹旁邊的車位，這棵樹的葉子茂密，樹蔭寬廣，安安靜靜地豎立在這保護我的車。從下車到會場的短短路程，炙熱的太陽像是帶著鋼刷，刮、刺著路人的皮膚，在戶外多待一秒，恍如就要見骨見血，我迅速地鑽進市郊醫院的會議室，裡面冷氣卻冷的還得穿外套，好像從陽世走入陰間一般。

可能是吸了太多燥熱的空氣，即便身處冷凍庫聽課，心裡還是煩躁不已。那時的手機還不是智慧型手機，折疊型、非觸控螢幕、選取功能還要按很多按鍵，所以沒人在滑手機，更何況位於地下室的會議室收訊不佳，也無法回覆訊息。我努力壓下煩躁，要自己平靜下來聽講，手機安安靜靜的，不曾響過一聲，雖然已是科技時代，但它為我阻絕了所有訊息，彷彿什麼事情都沒有發生。

玄妙又難以言喻的血緣連結

事後想起來，比起手機的安靜，我心裡的煩躁似乎才是正確的感應，雖說科技來自人性，但是比起最高端的通訊科技，人與人之間的血緣連結，真是玄妙得難以言喻。

上完課出來已經五點多，夏日的傍晚天空依然亮的刺眼，陽光沒在客氣，一上車我趕緊把冷氣調到最大，想著趕快回家。在十字路口等紅燈的時候，才發現手機出現二十多通未接電話，我心想是發生什麼大事，怎麼全世界都在找我。

回了媽媽的電話，媽媽語氣很急，只簡短的說：「爸爸突然倒下，現在在醫院急診室，妳趕快過來！」這訊息來得突然，我忽然覺得頭皮發麻，趕緊將車子調轉方向，往市中心的醫院前進，一路上心裡七上八下的，浮現了許多不好的念頭。

又是紅燈！時間似乎在跟我作對，我都覺得自己還沒長大成人，父親怎麼就倒下了呢？爸爸幾乎不曾生病，連小感冒都很少見到，那麼健康高壯的父親，應該只是暫時倒下，不會有什麼事吧……。心急，路上卻急不得，我兩手手指拍打著方向盤，腦海裡突然想起國小二年級的時候。那時我們租了一間日式平房，在台中市中華路上，院子裡有顆土芒果樹，芒果果實的高度我摘不到，每到芒果成熟季節，我總是搖晃著樹幹想把芒果搖下來，爸爸不讓我搖樹，就會把我抱起來、或是讓我坐在他的肩膀上摘芒果。

我的爸爸是個「漢草（台語，體格之意）」標準、一八〇公分的大個子，從小到大我都一直覺得他很高，力氣也很大，即使到我小學高年級，都還會把我抱起來轉圈圈，我從不曾懷疑他會抱不動我，直到我上了國中，青春期的彆扭，才慢慢不讓他抱。

爸爸像棵風雨不搖、安靜恬淡的大樹

這樣人高馬大的男人，卻是個不善言辭的爸爸，不會主動開口關心我在學校的事，也許是那個時代的社會氛圍、也許是他的家庭有五個男丁，卻沒有女孩、也許是因為他既是長男，又是家族裡的長孫，爸爸大多時候都是表情嚴肅地看著書。不管什麼原因，爸爸就是個話少的男人，就像一棵安安靜靜的樹，有好幾年的時光，我每年期盼著芒果熟成。

喜歡讀書的爸爸，是個上通天文、下知地理的天才，沒什麼考得倒他的問題，我的高中數學微積分看不懂，他可以教我；我忘記的歷史年曆與地理，他也可以背出來；高中物理課教到質子，明明不是他那個年代的教材，他也都懂；那個沒有網路電腦的時代，家裡也不曾出現相關的書，他到底怎麼記得這麼多知識，我真的很好奇他的智商到底有多高。

爸爸在教我的時候，老是很得意，畢竟不是老師，我總覺得他不是在想辦法教會我、讓我聽懂。他都是用最迅速的方式解出很難的數學題，跳耀式的從第一步驟跳到第五步驟，其中省略的三步驟對他而言是不存在的，所以我常常聽得一頭霧水，還要花很多時間拆解；至於歷史地理的問題，他喜歡在回答我的問題之後，接著發表他的「高見」，彷彿他終於逮到機會可以臭屁炫耀一番。而我其實挺喜歡聽父親臭屁的。

饒是如此，知識如此淵博的父親，卻依然識人不清，輕易把積蓄交給朋友投資，結果是同時失去了積蓄與朋友……。爸爸不是教授、老師，也不是任何一科的專才，他年輕時曾當過一家食品廠的廠長，也積攢了一些財富，可惜因為相信朋友，被騙去了半生積蓄。

當時，他已經毅然辭去廠長的工作，打算靠著一點存款利息做著他更有興趣的事：培育國蘭。沒想到，沒幾年的功夫，原本很多人追捧的高價國蘭被更容易種植的洋蘭取代，爸爸最後的存款也幾乎消耗殆盡。我想那些年，其實爸爸是失意的，可是當時的我沒有察覺，因為他的寡言，不輕易展露他的情緒，也不曾對那些事表示過一絲後悔，對他、對我們家帶來這麼重大風暴的失敗，他卻是如此淡然以對，生活依然靜靜過著。

也許是失意，爸爸原本帶著一點少年白的頭髮，在我上大學時，就已幾乎全是灰白。後來他開始讀佛經、易經、奇門遁甲之類的書，原本濃眉大眼、剛硬臉型又嚴肅的爸爸，開始有些慈眉善目感，但話還是不多。有一次，不知怎麼的，他要我幫他拔掉一根白色的眉毛，不像頭髮，他的眉毛一直都是黑的，反而更襯托那一根白眉毛的突兀。

拔下那根白眉毛的時刻，我才突然警覺，爸爸老了。接下來，他隔一段時間就會要我幫他拔眉毛，有時兩三根，那應該是我成年後最靠近他的時刻。

之後，我開始到醫院工作，也搬到醫院宿舍，住在家裡的時間變少，爸爸也漸漸放棄他日益增多的白眉毛，他不再要我幫他拔眉毛，似乎只要我不在身邊，他便無力阻止時間讓自己老去，而越來越忙碌的我，也在不知不覺間失去靠近他的機會。

停了車，我用最快的速度衝進市中心醫院的急診室，一進急診室就見到我媽，她站在第一張病床旁邊，醫師護士都不在床邊，媽媽轉頭過來，我才發現她哭到眼睛都紅了。媽媽啜泣著說：「妳爸爸已經急救半小時無效……。」

突然一切都緩慢下來，爸爸沒有血色的臉、線條平緩無波的心臟監測器、站在床對側的媽媽，像是一張張的定格照片慢慢滑過我眼前。急診醫師不知什麼時候進到我的視線中，他的嘴巴開開合合，幾個字慢慢浮出：「到醫院前已經無生命跡象，急救半小時還是沒有恢復。」

以前聽過一種說法，剛過世的人，靈魂與肉體分開後會暫時飄浮在天花板，我下意識地抬頭，想看看爸爸是不是飄浮在天花板上看著我們，他會不會想多看我們一眼？

一期一會是爸爸教會我的人生功課

「食予死，較贏死沒食啦！（台語）」是爸爸常說的話，有時我們說到巧克力太甜不好、油炸食物傷身，爸爸通通來者不拒，鹹得苦口的鹹魚、淡得沒味道的食物，只要擺在他面前的食物，不管好吃、難吃，他都會吃完。小時候院子的土芒果樹因為沒有噴農藥，果子上幾乎都有生蟲，爸爸挑掉蟲之後，張口照吃。對他而言，食物就是食物，沒有喜歡或討厭，給他什麼就吃什麼，從不麻煩別人。

爸爸是一個豁達的人，自從我懂事以來，他無欲無求，沒有什麼購物慾望、也沒有旅遊計畫、更沒什麼想完成的心願。

爸爸真是個很沒有存在感的男人。爸爸到底飄到哪裡？既然離開了軀殼，無欲無求的他一定不會想在這裡多留，應該要讓他繼續去下個旅程。於是，我牽起床邊爸爸的手，告訴他，我們會照顧好自己，你放心地去你要去的地方吧！

爸爸，你想怎麼處理你的這具空殼呢？

握著他的手，黑黑大大的，彷彿拉著我回到從前。小學放學時間早，那個時間爸爸多在他的蘭園工作，其實蘭園不過是我們家當時租的一間平房旁，約三公尺寬的小空地，爸爸在上面拉開了黑色漁網，在地上架設兩排高度及腰的架子，架子上就擺滿他的國蘭。每一株國蘭都是他的心血，從幼苗照顧到長大開花，我喜歡看著他用他的手一一澆灌、施肥、換盆、分株，嚴肅粗獷的爸爸卻有一雙對植物特別溫柔的手。

爸爸這雙手有種治癒力，原本房東留下三棵病懨懨的木瓜樹，經過他精心調理後，長出好大顆又健康的木瓜，還常常分享給鄰居呢！

是了，安靜而無求的爸爸，就像一棵樹。

當時，「樹葬」還是市政府全新推廣的殯葬方式，人民接受度不高，登記者還很少，爸爸竟排在第一號。採取樹葬的方式，遺體火化時，骨灰要經過高溫焚化消毒，放入玉米粉做的可分解骨灰罈，再埋入登記好的樹葬穴位。政府規劃的這塊樹葬墓地分六區，分別是六種不同的樹種，我們幫爸爸選了羅漢松。

羅漢松的葉子細長而飽滿，即使冬天冷風吹襲，也不為所動，繼續長出翠綠，像極了堅毅固守，恬淡自得的爸爸。一棵樹的周圍會畫上三個同心圓，範圍內有

二、三十個穴位可供選擇埋葬，不立碑位，這些骨灰經過數年被土壤分解吸收後，同一個穴位可以再埋入新的骨灰，逝者和光同塵，土地循環利用。我們家人一致認為愛植物的爸爸，一定會喜歡繼續照顧植物，跟大家一起分享同一棵植物。

那日，送爸爸進去火化前，禮儀師照慣例要我們說一些話，要爸爸保佑我們子孫，但我沒說。因為爸爸對他的祖先也是如此，因此我從沒有拜託爸爸、或祖先幫助，雖然我不懂死亡之後是怎麼一回事，但是爸爸曾說過不要增加他們的麻煩，如果他們每天都要為我們擔憂、受我們請託，不就哪裡都去不了。

父女情緣，一期一會，這或許是父親教會我最重要的一課。念及此，我幾乎可以想見他臭屁又驕傲的神情。每當我遇到挫折或困難的時候，我會想著，如果是爸爸會怎麼想，對他來說什麼事都沒什麼大不了，輕輕淡淡，我又何必在意呢！

父親的骨灰罈也是如此。一個八十公斤的壯漢，在我懷中竟輕飄飄的，那是我生平第一次抱骨灰罈，原來活了六十幾年的時光，重量是這樣的輕。

爸爸進急診室的前幾個小時，才從大賣場騎腳踏車回家，買了媽媽吩咐的幾樣食材，接著回到書房讀書，這是他們之間再平淡不過的一天。等到媽媽發現爸爸沒有回應時，他是頭趴在書桌上，彷彿午睡一般走的。爸爸真是個奇妙的人，連過世都選擇這樣輕輕淡淡的。

我的爸爸，輕輕淡淡、安安靜靜、無欲無求、風雨不搖、毅然不動，就像一棵樹。

他真的成了一棵樹，

一棵教會我人生許多事理的樹。

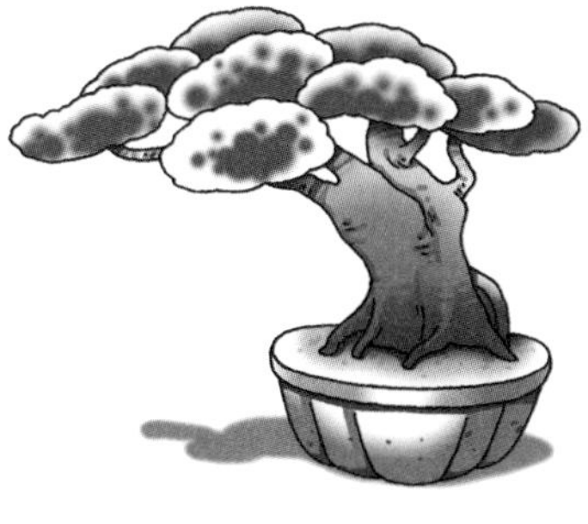

外公手裡的縫針是我的啟蒙

起針、下針，感覺到一種傳承，我縫的每一針，都是外公的每一針，縫補他彷彿在縫補著自己。

那輕輕的，針就穿過皮膚，年輕的皮膚就是嫩。

裂開的傷口大約兩公分長，我用鑷子夾住一邊的皮膚，穿入細針，再夾住另一邊的皮膚，讓針從這一邊出來，縫線就將楚河漢界的兩邊綁在一起，緊密的不再分離。摩西得分開紅海，以色列人才有一條生路，身為皮膚科醫師，我要做的，是相反的事情，患者的皮膚才有一線生機。許多人覺得醫師為皮膚縫針是簡單的事，不就像媽媽縫補衣服。

其實受傷撞破的皮膚是不整齊的，就像拼圖一樣，要把裂口左右兩邊的凸角與凹角對齊，這拼圖是3D立體的，立面不可能是平面，也要對齊好，才能將兩邊縫在一起，縫的時候還要注意兩邊一樣高，這樣的疤痕才會比較淡、不明顯。不過，通常能完美對齊的外傷傷口不多，大多是有缺塊、缺角、或是裂成太多小塊，這時候，美觀就不是重點，能把皮膚拉攏縫合、止血，就很厲害了。

「哇！我不要縫，嗚嗚～～」治療床上的三歲小弟弟不停大哭大叫。他剛剛才從家中浴室的小椅子上摔下來，下巴撞到洗手台，撞破下巴的疼痛，加上緊張，怎麼樣都安撫不住，只好出動三位護理人員幫忙壓制和安撫，我必須眼明手快，還得保持淡定的心態，才能搶時間迅速縫好傷口。當傷口縫合完畢，拿起線剪，我才注意到小弟弟的六歲哥哥就站在門後偷看，他瞪大眼睛，專注地看著我處理傷口。

我彷彿看到我自己。

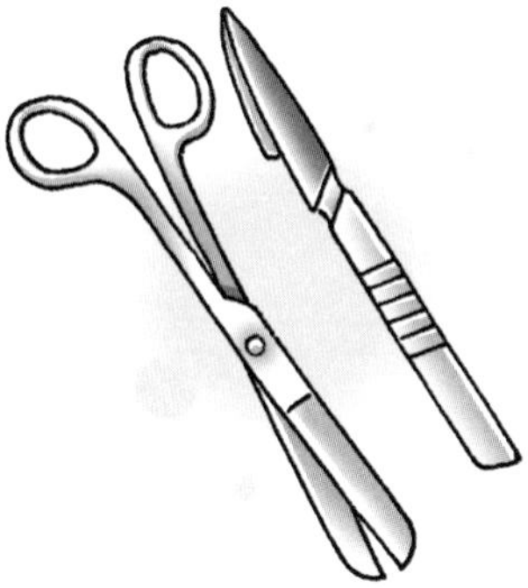

外公診間的縫針，是我行醫的啟蒙

在我的記憶中，小學的暑假是一顆顆蜜糖，新奇、彩色、多種的口味，一想到，心裡就甜甜的。那幾年，暑假都被送到台北外公家，彼時，外公在台北開診所，店面是租的，位在萬華一個圓環旁的大樓一樓，外公和外婆就住在二樓。

「春が來た……春が來た……」（曲名《春天來了》）外公疼我，在看病的空檔，最喜歡叫我坐在旁邊，教我唱日本兒歌，或是抱著我講故事；如果有患者來，外公就會要我自己到後面房間看故事書，等他看完患者再陪我玩，可是強大的好奇心總是驅使我躲在門後偷看。

有一次，有個手部遭機器壓傷的工人被送來，流了很多血，沿路還一直滴血。外婆就是診所護士，趕緊到後面房間準備縫合的器械，因為擔心我會害怕，順便叮嚀我絕對不能看。但我才不怕，當然不能錯過這個特別的機會呀！從門縫裡雖然視線並不清楚，但我看到外公的手一下伸長一下又縮回患者的傷處，伸長手，就是把線穿了出來，來來回回伸了又縮，外公神情嚴肅，有別於跟我說故事時的模樣，左右手都握著器械，交互著運作，不一會兒已經將偌大的傷口縫好。外公知道工人缺錢，治療結束後不僅沒有收他的醫療費，還包了一袋紗布給他，讓他回去替傷口換藥時使用，患者非常感激，之後幾天回診的復原狀況也很好。

事後，外公知道我偷看，把我抱起來，問我會不會怕，我說不怕，外公不僅沒有責怪我，還跟我解釋他剛才幫患者處理的細節。大概是我對於治療過程表現出濃厚興趣，後來，外婆便常常跟來串門子的房東太太說我以後也要當醫師。

「妳剛出生時，因為是第一個孫子，我還特別拿去算八字，算命師說你這個孫女以後要當醫師。」外公曾經跟我說，小時候的我聽到並沒有當一回事，但我知道外公的笑容是帶著驕傲的！

其實，外公的診所是以神經內科為主，不少患者為失眠來找外公，外公總是親切的跟他們閒話家常，有時外婆也會加入，聊著聊著，患者家裡大大小小煩惱的事都講完了，也沒看外公怎麼治療。現在回想起來，其實這也是讓患者抒發情緒的好方法，難怪很多患者都非要找外公看診不可，「醫病也要醫心」這是我長大之後才懂的道理。

雖然如此，診所外傷的患者也不少，可能是外公的傷口處理

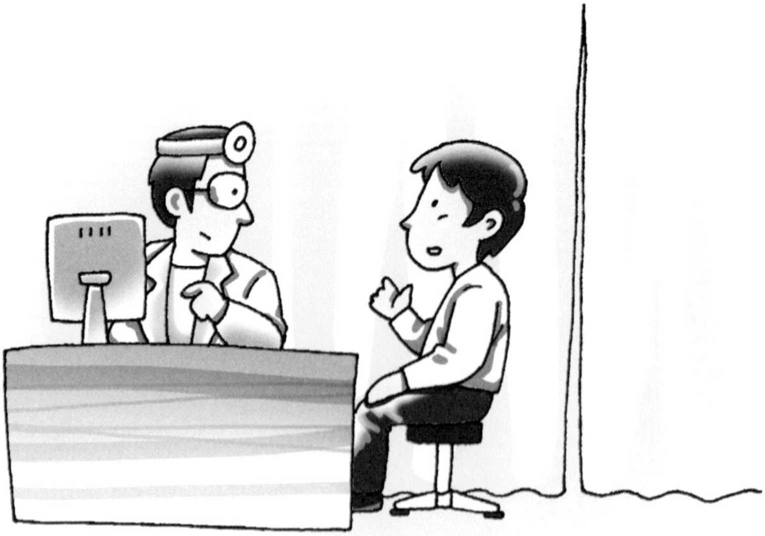

技術特別好，遠近馳名。我印象中特別深刻的畫面，也都是外公站在治療床處理傷口的身影。

媽媽與我記憶裡的外公，還有「以後」的那個約定

身為外公的女兒，媽媽的記憶與我大不相同。媽媽記憶中的外公總是拿著針線站在治療床旁，而那個治療床只有成人一半大，床上躺的是貓或狗。

外公的父親曾任台中大雅的村長，家族在大雅以農耕為主業，從稻田到果樹都有種植，農家也養牲畜，雞鴨牛豬。曾祖父頗有遠見，外公身為家中長子，下有八個弟弟妹妹，被父親安排到日本學習獸醫，學成歸國之後，在台中高農擔任老師及附屬動物醫院的主任，執業生涯超過二十年，是當時台中非常知名的獸醫，動物病患的主人最常稱讚外公醫術精湛，連不會說話的動物都可以治得服服貼貼。

行事謹慎的外公，也是嚴格的父親，非常講求規矩，像是吃飯一定要端坐在餐椅上，碗和筷子要拿好，媽媽還記得被外公拿棍子敲手好幾次，只因飯粒掉到桌子上。這樣的記憶，到了我身上又不一樣了。我小時候非常挑食，不愛吃青菜，在飯桌上常常因為青菜和外婆僵持不下，這時，外公就會跟外婆說：「沒關係，不吃就不勉強。」這大概是對孫子專有的寵愛吧！但是有一點例外，外公在教我讀故事書的時候，還是會要求我把注音拚好，他說「做學問不可以隨便」。

後來，外公在朋友相約之下，竟然又重新到日本東京進修人體的醫學課程，經過台灣醫師檢覈考試及格，最終取得西醫師執照。外公從台中高農引退之後，外婆也從台中醫院的助產士身分退休，於是兩人想更上層樓，改為人們看診。礙於獸醫的身分已經深植台中人的心，為了免除鄉親疑慮，兩人決定到人生地不熟的台北，開立新診所，重新開始。

外公非常注意食物衛生，青菜水果一定要洗三次才能洗乾淨。在一個涼爽的午後，太陽斜斜照進廚房，照著外公像是身體發著光，外公一手拿水果刀，一手拿著蘋果，迅速削出長長一條沒有中斷的蘋果皮，讓我驚艷得不得了，這是他的神技，有時他還會取笑外婆和媽媽不會削蘋果。他曾經想要教我，可是我還來不及學會，後來外公的眼睛因為糖尿病青光眼而漸漸失明，最終神技失傳。

不過，外公可不是個大男人，思想觀念先進的外公，非常尊重女性，在家會幫忙家事，當外婆在醫院值小夜班，外公就會做飯給他的孩子們吃。媽媽曾告訴我，猶記八七水災那時，路上已多處淹水，外公還是去台中高農巡視，眼看回程已經無法騎腳踏車，只好推著腳踏車走回來，沿路還特地繞到第三市場，買了鹹豬肉和一些菜，幫家人準備防災糧食。他心中想的、念的都是家人。對於外公，我也有這樣的印象，幾個外婆不在家的夜晚，我看到外公在廚房處理不擅長的鍋碗瓢盆，肚子餓等飯吃的我，總是在旁邊看著外公，他那雙拯救過無數生命的手，動作不似操作醫療器械般流暢，而外公做的料理好不好吃，我已經沒有印象，但他努力為我在廚房張羅的身影，我到現在還記得。

「哇！這是什麼？做什麼用的？」我很喜歡把每個抽屜打開看，似乎每件器械都很好玩，外公外婆盡量用簡單的方式告訴我，各種大小不同的鑷子、鉗子的用途，我尤其對那條縫線最感興趣。「以後長大再教妳。」外公總是這麼回答。我不知道外公說的是真是假，或許外公真的相信我以後會繼承他的衣缽；或許他只是應付我這個好奇的小女孩。但我真的相信他有一天會教我。

只是這個「以後」來得太慢，無常卻又過早地降臨。

身高不高的外公身體並不好，他有遺傳型糖尿病，年輕時就曾發病，到台北開業才六年，腎臟已經因為長期的糖尿病造成衰竭，需要洗腎，於是外公外婆便又收起診所，回到台中老家，開始了洗腎治療的生活。當時洗腎治療非常昂貴，外公一周需洗腎三次，就這樣連續三年，把畢生積蓄幾乎花光，還是止不住各個器官的衰敗。就在退休回到台中三年之後，行醫一生的外公終究也沒能阻止死神的召喚，那時我讀國中一年級，與疼愛我的外公緣分就這麼結束了。

起針、下針，都像是一種傳承

小弟弟已經不再哭叫，眼睛瞪大的看著我的手，我拿著線剪，把最後多餘的線剪斷，完成這台外傷縫合手術，心裡一口焦急的氣，終於可以深深的吐出來。這是我的親生小兒子，身體裡流著我的血，看見他的傷，我感覺是傷在我身上。當他躺在我的診療床上，我看著這孩子，他是我的、也是外公的血脈，如今我得為他動針，縫補傷口。受傷的孩子眼神充滿驚恐，就像當年外公治療床上的患者，我起針、下針，感覺到一種傳承，我縫的每一針都是外公的每一針，縫補他彷彿在縫補著自己。

在門口偷看的那孩子是我大兒子，我揮手把他叫到我旁邊。「你會怕嗎？」我問大寶貝。他篤定的說：「我不會怕！我也要縫。」

「好啦！以後長大再教你。」我真的相信有以後，我抬頭對著天上外公說：「這個『以後』已經來了。」

看著小兒子的臉，他已經平靜下來，但些微的疼痛還是讓他啜泣著，下巴上的傷口上有藍色的縫線，護士準備為他包紮。

「阿公！你看我縫得好嗎？」如果外公還在，我想這樣問問他，「沒讓你失望吧！」

HD 0196

所有的表面，都是功夫
——皮膚科醫師的溫柔告白

作　　者　袁上雯
選　　書　林小鈴
責任編輯　梁瀞文

行銷經理　王維君
業務經理　羅越華
總 編 輯　林小鈴
發 行 人　何飛鵬
出　　版　原水文化
台北市民生東路二段141號8樓
電話：02-2500-7008　傳真：02-2502-7676
網址：http://citeh2o.pixnet.net/blog　E-mail：H2O@cite.com.tw
發　　行　英屬蓋曼群島商家庭傳媒股份有限公司城邦分公司
台北市中山區民生東路二段141號2樓
書虫客服服務專線：02-25007718；02-25007719
24小時傳真專線：02-25001990；02-25001991
服務時間：週一至週五上午09:30-12:00；下午13:30-17:00
讀者服務信箱E-mail：service@readingclub.com.tw
劃撥帳號　19863813；戶名：書虫股份有限公司
香港發行　香港灣仔駱克道193號東超商業中心1樓
電話：852-2508-6231　傳真：852-2578-9337
電郵：hkcite@biznetvigator.com
馬新發行　城邦（馬新）出版集團 Cite (M) Sdn Bhd
41, Jalan Radin Anum, Bandar Baru Sri Petaling,
57000 Kuala Lumpur, Malaysia.
電話：603-9056-3833　傳真：603-9057-6622
電郵：services@cite.my

插　　畫　黃建中
攝　　影　黑焦耳影像工作室
美術設計　鄭子瑀
印　　刷　卡樂彩色製版印刷有限公司

初　　版　2023年5月9日
定　　價　450元
ISBN　978-626-7268-27-8（平裝）
ISBN　978-626-7268-28-5（EPUB）

城邦讀書花園
www.cite.com.tw

國家圖書館出版品預行編目資料

所有的表面，都是功夫：皮膚科醫師的溫柔告白／袁上雯著．
-- 初版．-- 臺北市：原水文化出版：英屬蓋曼群島商家庭傳媒
股份有限公司城邦分公司發行，2023.05
面；　公分．--（Dr.Me 系列；HD0196）
ISBN 978-626-7268-27-8（平裝）

1.CST：皮膚科

415.7　　112005323